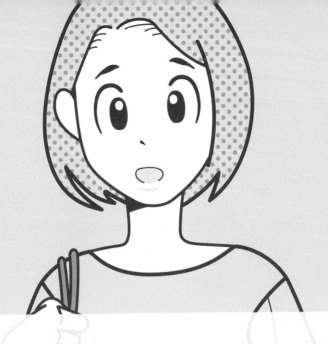

子宮頸がん・子宮体がん・卵巣がんと

診断されたあなたへ

がん研有明病院
婦人科
最新治療ガイド

著者　金尾祐之　がん研有明病院婦人科部長

竹島信宏　国際医療福祉大学病院病院教授

株式会社 新興医学出版社

Treatment Strategy for Gynecologic Cancer
at Cancer Institute Hospital

Hiroyuki KANAO, Nobuhiro TAKESHIMA

©First edition, 2020 published by
SHINKOH IGAKU SHUPPAN CO., LTD., TOKYO.
Printed & bound in Japan

はじめに

　本書では，自分や家族に気になる症状があったとき，どんな検査を受けるのか，がんと診断されたとき，どのような経過になるのか，実際にがん研有明病院を受診した患者さんがどのように診断，治療を行っていくかを時系列でわかりやすくまとめてあります．実際に患者さんが経験する流れに沿って，実際の症状 ⇒ 外来受診・検査 ⇒ 検査結果の解釈 ⇒ 治療法の決定 ⇒ 治療 ⇒ その後のフォローといった順で説明しています．また，患者さん向けの書籍ではあまり扱われていない「自分または家族が受ける予定の手術」についても詳細に解説しています．

　さらに本書では，婦人科の代表的ながんである子宮頸がん，子宮体がん，卵巣がんについて解説します．お互いに共通する部分も多いため，共通する部分は子宮頸がんの章で取り上げて解説していますので，参照しながら読んでいただけるとわかりやすいと思います．

　同じ病気であってもすべての人が同じ経過をたどるわけではありませんし，それぞれの合併症でも治療法が異なります．この本では代表的な経過を説明していますので，すべての方がこの経過をたどるわけではないといった点はご了承ください．また少しでも疑問がありましたら遠慮なく外来主治医にご相談ください．

　がんの不安やその恐怖は非常に深刻で誰でもあわてて，わからないことだらけであることと思います．「自分が患者だったら，こんな本があったらいいなあ」という思いを形にしてみました．この本が皆様の疑問に答え，不安な気持ちを払しょくする一助となれば幸いです．

　2020 年　著者を代表して

金尾祐之

もくじ

付録 ➜ ➜ ➜

薬品名の ® の記載は，商品名であることを示します．

① 子宮頸がん

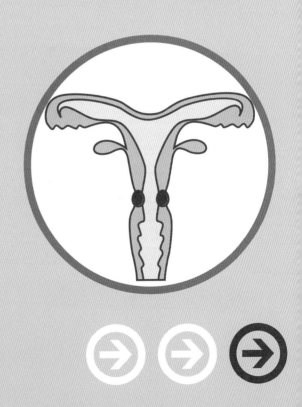

検査の流れ

検査 1　問診	P.014	

▼

検査 2　内診	P.014	超音波と細胞診をします

▼

検査 3　細織診	P.014	病変部から 1〜2 ミリの細織を採取します

▼

検査 4　血液検査	P.015	採血して腫瘍マーカーを測定します

▼

検査 5　画像検査	P.015	CT，PET CT 検査でもっと詳しく調べます

▼

診　断	診断が確定したら，今後の治療方針について相談が始まります

88002-871 JCOPY

治療の流れ

基本の知識
がんって何なの？

　がんを構成する細胞ががん細胞ですが，がん細胞は正常細胞と何が違うので
しょうか？　ざっくりいえば，がん細胞は，①無限に増殖できて，②他の臓器に
広がり（浸潤），③ほかの離れた部位に転移できる細胞です．そのためにほかの臓
器の機能に影響が生じ，最終的には生命維持に影響を及ぼすこととなります．が
ん細胞がそのような性質を持つためには増殖を加速させる遺伝子や，ブレーキを
かける遺伝子に変異を生じる必要があります．がん細胞がこのような遺伝子異常
を引き起こす原因として環境因子と体質的因子があります．環境因子には，食事
やたばこ，子宮頸がんの原因として有名なウイルス感染などさまざまなものが含
まれます．発がん物質などと総称されることもあります．体質的因子は，遺伝的
要因ともいわれ，遺伝子の異常によるものです．環境因子と体質的因子の掛け合
わせでがんになると考えるとわかりやすいでしょう．

　がんのなかにはリンチ症候群や家族性乳がん，卵巣がん症候群など，生まれつ
き遺伝子の異常が認められるものもあります．ほかの人と比較してがんになりや
すい体質があるために同じような生活をしていても（同じ環境因子であっても）
がんになりやすいわけです．

　さて，がん細胞は正常細胞と違い細胞増殖のアクセルやブレーキに異常がある
とお話ししました．これらの異常はがん細胞と正常細胞を見分ける根拠になりま
す．この部位（がん細胞に生じた遺伝子異常によってつくられた異常たんぱく質）
を特異的に攻撃する治療が，分子標的薬（のちにお話しするアバスチン®など）と
よばれる薬です．分子標的薬が通常の抗がん剤よりも副作用が少ないのは，がん
細胞を比較的特異的に攻撃できる仕組みによるとされています．以上のことが
ざっくり頭に入っていればこれからの内容を理解するには十分です．

88002-871　JCOPY

基本の知識

子宮頸がんって どんながん？

　子宮は子宮体部と子宮頸部に分かれます（**図1**）．そして子宮頸部にできるがん
を子宮頸がんとよびます．子宮頸がんの95%から悪性型ヒトパピローマウイルス
（HPV）が検出されます．子宮頸がんは悪性型ヒトパピローマウイルスの感染に
よって引き起こされます．ただしヒトパピローマウイルスは決して特殊なウイル
スではなく，女性の80%の人が感染するといわれるほど，ごく一般的なウイルス
です．感染してもたいていの場合，自然に治ります．

　ところが悪性型ヒトパピローマウイルスに持続的に感染すると，

正　常 ▶ **異形成** ▶ **が　ん**

と進行します．

　さて，ヒトパピローマウイルスは150以上のタイプに分かれます．いぼの原因
などになるだけの良性型ヒトパピローマウイルスと，がんの原因となる悪性型ヒ
トパピローマウイルスの大きく2つに分けられます．

　この悪性型ヒトパピローマウイルスに持続的に感染すると，1~5年で異形成と
なり，がんに進行していきます．ヒトパピローマウイルスの感染率は比較的高く，
細胞診が正常な場合であっても，日本人女性の10歳代で36%，20歳代で29%に
検出されます．しかしそのほとんどが一過性の感染であるため自然に治ります．
検診などで悪性型（ヒトパピローマウイルスに感染している）といわれても細胞
診，組織診の検査で正常であればまったく心配ありません．

　仮に細胞診，組織診の結果，異形成であったとしても，軽度異形成は自然に治
ることも多いので，経過観察となります．軽度異形成の場合，2年で消える率は
59~75%，5年間進行する率は5~14%，中程度異形成の場合，2年で消える率は
52~64%，5年間進行する率は17~26%，高度異形成の場合，2年で消える率は

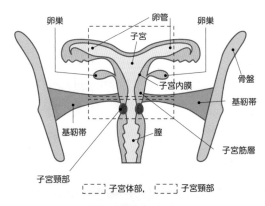

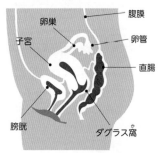

▶図1　子宮周囲の解剖

19％，2年間進行する率は30％といわれています．残念ながら高度異形成になる
と，宿主のDNAにウイルスが取り込まれ，感染が続く状態となり，がんへと進
行することが多くなります．そのため高度異形成以上では治療が必要になります．
細胞診と組織診についてはのちほど説明します．

・・・・・・・・・・・・・・・・・・・・・・・・・・・・・・

　このようにヒトパピローマウイルスの感染が続いて異形成からがん化するのが
子宮頸がんです．現在，上皮内がんを含めると，年間に30,000人が罹患し，年間
3,000人ががんが進行して亡くなっています．そして現在，その若年化が問題に
なっています．

88002-871　JCOPY

知っておいてほしい大切な話

検診でわかるの ?!

①子宮頸がんは検診でわかります

　子宮頸がん検診で子宮頸がんが減少した医学的証拠（エビデンス）はたくさん見つかっています．子宮頸がんは必ず検診で早期発見できるがんです．しかし，現在日本で検診を受けている人は20〜30％程度と低いことが問題です（欧米では80％の人が検診を受けています）．子宮頸がんのほとんどは悪性型ヒトパピローマウイルス（HPV）感染によって引き起こされますので，最近は，子宮頸部細胞診とHPV感染の有無の検査を同時に行う自治体があります．ただし，HPV感染自体は比較的高率に起こりますので，細胞診（必要に応じて組織診も行います）で異常が見つからなければHPV感染がみつかっても心配はありません．

②こんな症状があれば受診します

　やはり一番の自覚症状は月経時以外の出血（不正出血）です．月経不順として軽く考えてしまい受診が遅れる場合があります．不正出血だけでなく，性交渉後に出血がある場合も必ず受診してください．早期に発見できた場合は，治療の選択肢が増えます．がん検診をきちんと受けている人は，不正出血があってもがん検診で正常だったのだから大丈夫，と安心してしまいがちですが，子宮頸がんの中にはがん検診でみつかりにくいものもありますので，このような出血にまつわる症状がある場合は仮にがん検診が正常であったとしても早めの受診をお勧めします．

基本の知識
検査ってどんな流れ？

①まずは，問診と内診を行います

　内診（直腸診も含む）時に経腟超音波検査も行い，がん病変の有無の確認，広がりなどを診察します（**図2**）．子宮筋腫や卵巣嚢腫など，ほかの疾患の有無も同時に調べることができます．続いて子宮頸部，体部の細胞診を行います．子宮頸部の細胞診では，ほとんど痛みはありませんが，子宮体部の細胞診は子宮の内腔にストローのような器具を挿入するために，時として痛みや出血を伴います．検査時の痛みや出血は一時的なものであり，ほとんどの方に麻酔の必要はありません．

②子宮頸部の細胞診で異常が見つかった方，精密検査が必要とされた方は子宮頸部の組織診を行います

　組織診は酢酸（お酢のようなものです）を子宮頸部に塗りつけて，コルポスコープと呼ばれる拡大鏡で病変を観察します．病変部から1〜2ミリ程度の大きさの組織を採取します．このとき，2〜3ヵ所の組織診（組織を採取して調べます）を行うことが一般的です．子宮頸部の組織診は痛みや出血を伴いますので，止血処置を行い，1時間程度して再度出血のないことが確認できたら帰宅が可能となります．痛みは一時的なもので，それほど強くありませんので安心して検査してください．止血を確認して帰宅していただきますが帰宅後再出血することが時々あります．再出血した場合は病院に連絡し，受診の必要があるかどうか相談してください．

88002-871　JCOPY

③1週間後に検査結果を確認します

お一人での結果説明に不安を感じる方は，ぜひご家族と一緒に来院してください．

④がん，あるいはがんの疑いと診断されたら

病変の広がりをくわしく調べるためにさらに血液検査，画像検査を行います．初回の内診時に明らかにがんと診断されたら，細胞診，組織診の結果を待たずに同時に血液検査，画像検査を行う場合もあります．血液検査では腫瘍からの出血に伴う貧血がないかどうか，腫瘍の広がりなどを反映する腫瘍マーカーなどを測定します．

病変の広がりを調べるために MRI 検査（おもに病変に近い骨盤内を精査します），CT 検査または PET CT 検査（肺や肝臓，リンパ節などの離れた部位への転移を調べます）を行います．病変の広がり（浸潤）を詳細に検査するために MRI CT 検査では造影検査を行うことが基本です．造影剤はぜんそく，造影剤アレルギーなどがある方は使用できない場合もありますので，事前に申し出てください．

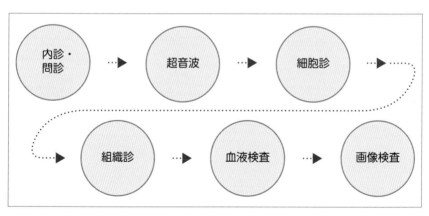

▶図2　検査の流れ

教えて！ 専門のお話
PET CT 検査は
万能 ?!

　最近 PET CT 検査が検診などでも受けられるようになりました．「がんの早期発見に万能の検査」といわれることがあります．形態的な異常を見つけるためのMRI，CT に比べて，細胞の代謝活性（がん細胞が糖をエネルギーとして使えるように分解している様子）を画像で見られるため，PET CT 検査は非常に有用である一方で，診断が紛らわしいケースがあることを知っておく必要があります．

　本当はがんなのに正常と判定される「偽陰性（ぎいんせい）」となりやすい状態に，1 センチ以下の小さな腫瘍，悪性度の低い腫瘍（しゅよう）（境界悪性腫瘍（きょうかいあくせいしゅよう）など），高血糖状態（糖尿病の方や食事後）などがあります．また，本当は正常なのにがんと判定される「偽陽性（ぎようせい）」となりやすい状態に，炎症，膿瘍（のうよう），サルコイドーシスや結核，腸管蠕動亢進（ちょうかんぜんどうこうしん）や人工肛門部位，婦人科疾患では子宮筋腫（しきゅうきんしゅ）や子宮内膜症（しきゅうないまくしょう），卵巣腫瘍（らんそうしゅよう）などがあります．このようなものが紛らわしく，誤ってがんと診断されることが多くある点に注意しておく必要があります．

88002-871　JCOPY

基本の知識
これって早期発見？

　がんの治療しやすさを判断するものさしとして，がんのもつ性格と，がんの広がりがあります．性格が悪く，広がっている状態のがんはやっかいで治療しにくいですし，性格がおとなしく，広がっていない状態のがんは比較的治療しやすいと考えられています．

　がんの性格とは，実際には細胞診，組織診の結果から推測されます．子宮頸がんの70％程度を占める扁平上皮がんはややおとなしい性格，30％程度を占める腺がんはややややっかいな性格，わずかに存在する特殊型はやっかいな性格（ひとまとめではいえませんので，詳しくは外来で聞いてください）と大きく分類できます．

　続いてがんの広がりは，病期（ステージ）で表現されます．子宮頸がんの場合は手術の前（治療方法を決定する前）に病期が確定されますので，必ず外来で説明があると思います．詳しくは**表1**に示しますが，現在日本では（がん研有明病院でも），Ⅱ期までは手術を行い，Ⅲ期以上では同時化学放射線療法または抗がん剤治療を行うことが一般的です．しかし患者さんの全身状態などによって治療法を変更する場合ももちろんあります．外来で納得がいくまで説明を聞いてください．

　ちなみに子宮頸がんと診断される大部分の方はⅠB1期（がんが子宮頸部に限局しており大きさが4センチ以下）になります．

▶表1　子宮頸がんの病期

手術	I期	IA期	組織学的にのみ診断できる浸潤がん（肉眼では病変を確認できない）
		IA1	間質浸潤の深さが3ミリ以内　広がりが7ミリを超えない
		IA2	間質浸潤の深さが3～5ミリ以内　広がりが7ミリを超えない
		IB期	臨床的に病変が確認できるもの，もしくは臨床的に明らかではなくても，IA期を超える浸潤がみられるもの
		IB1	病変が4センチ以内
		IB2	病変が4センチ以上
	II期	IIA期	がんが膣壁に及んでいるが，子宮頸部周辺の組織にはまだ広がっていない
		IIA1	病変が4センチ以内
		IIA2	病変が4センチ以上
		IIB期	がんが子宮頸部の周辺組織にまで広がっているが，骨盤壁にまで達していない
抗がん剤治療　放射線化学同時療法または	III期	IIIA期	がんが膣壁の下3分の1に達しているが，子宮頸部の周辺組織への広がりは骨盤壁にまで達していない
		IIIB期	骨盤壁にまで達している，もしくは腎臓と膀胱をつなぐ尿管が，がんによって圧迫され，水腎症など腎機能に明らかな障害が出ている
	IV期	IVA期	がんが，膀胱や直腸の粘膜に広がっている
		IVB期	がんが小骨盤腔を越えて転移している

（日本産科婦人科学会・日本病理学会編：子宮頸癌取扱い規約病理編第4版．金原出版，東京，2017より改変転載）

88002-871　JCOPY

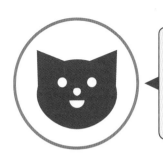

教えて！ 専門のお話
混乱しやすい 細胞診の結果と病期

　子宮頸部細胞診の結果がⅠ，Ⅱ，Ⅲa，Ⅲb，Ⅳ，Ⅴと表記されることがあります．これは以前行われていた分類で，現在は変わっていますが，この表記を併用している場合があります（**表2**）．

▶表2　細胞診の結果

クラスⅠ，クラスⅡ	正常
クラスⅢa	軽度異形成相当
クラスⅢb	中程度異形成～高度異形成相当
クラスⅣ	上皮内がん相当
クラスⅤ	浸潤がん相当

　細胞診は，がんかどうかを判断するものではなく，さらに組織診の検査をする必要があるかどうかを検討するための検査です．細胞診の結果とがんの病期は別のものですので，ご注意ください．細胞診の結果がⅢaであったものをステージⅢAの進行子宮頸がんと勘違いされた若い患者さんが以前いらっしゃいました．その方は受診までの2週間，不安でほとんど眠れなかったようです．実際は軽度異形成で自然に治癒されました．

　病期ごとの治療方法といっても患者さんごとに状態はちがいます．必ずしも決まっているわけではありませんが，基本の治療法をご説明します（**表3**）．

▶表3　病期ごとの治療方法

中程度異形成まで	経過観察
高度異形成〜上皮内がん	手術（円錐切除術または子宮全摘出術）
ⅠA1〜Ⅱ期	手術 準広汎〜広汎子宮全摘出術，骨盤内リンパ節郭清術 （ⅠA1期では骨盤内リンパ節郭清術が省略される場合があります）
Ⅲ〜ⅣA期	同時化学放射線療法 （抗がん剤治療と放射線療法を同時に行います）
ⅣB期	抗がん剤治療

88002-871 JCOPY

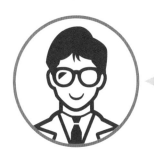

知っておいてほしい
大切な話
治療開始までの注意点

治療開始までの間は何をしていただいても大丈夫です．多少のアルコールも大丈夫です．ただしタバコを吸われる方は，必ず禁煙をしてください．またストレスがない規則正しい生活を心掛けましょう．風邪やインフルエンザなどの呼吸器感染症にかかると手術は延期となります．また性交渉などの刺激では出血することがありますので，できるだけ避けるようにしてください．いずれにしてもこれからの治療に向けて英気を養う期間です．あまり小さなことは気にせずに，ストレスなくゆっくり生活されることをお勧めします．

　ですので入院まではこれまで通り仕事を続けることは可能ですが無理は禁物です．

　婦人科がんに対するほとんどの手術で子宮全摘出術が必要になります．はじめに子宮全摘出術の方法について解説します．子宮の摘出方法には，おもに子宮頸部，膣の取り方から3つの方法に分かれます．「どうせなくなるなら一緒でしょ．子宮の摘出方法なんて関係ない」と思われる方もいるかもしれません．しかし，実際の手術では，合併症のリスクが大きく変わりますのでやはり理解しておいたほうがよいでしょう．

　子宮頸部に発生した子宮頸がんは基靭帯，膣方向に広がっています．どのように摘出するかで，がんを完全に治せるかどうか（根治性といいます），また手術による合併症のリスクも変わってきます．大まかには**図3**のような切除方法となります．

①円錐切除術

　後で説明します．詳しくは32ページを参照してください．

②単純子宮全摘出術

　おもに子宮筋腫などの良性疾患に行われる手術方法です．子宮頸部を少し削るように摘出するため，尿管や排尿にかかわる神経などの損傷が少ない手術方法です．この手術で排尿障害が出現することは非常に少ないです．ただし子宮頸部を少し削るように摘出するため子宮頸部にがんが存在する場合は取り残してしまう恐れがあります．おもに子宮に病変がない卵巣がんなどに採用され，膣壁を摘出することはほとんどないため，術後性交渉の障害もほとんどありません．

88002-871

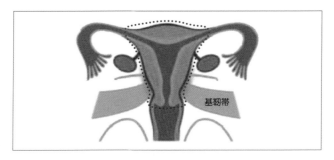

単純子宮全摘出術：子宮を切除します.

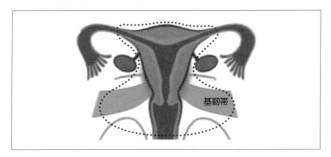

広汎子宮全摘出術：子宮と膣の一部を骨盤壁近くから広い範囲で切除．リンパ節も同時に切除します（卵巣・卵管を同時に摘出した場合）．

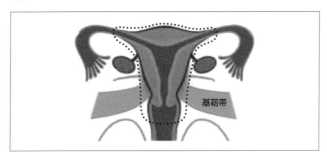

準広汎子宮全摘出術：単純子宮全摘出術と広汎子宮全摘出術の中間的な手術方法です.

▶**図3　子宮摘出の方法**
………で囲った部分を切除します

③広汎子宮全摘出術

　子宮とともに基靭帯，腟壁をしっかり摘出する必要がある場合に行います．尿管を傷つけてしまう危険性，手術後に排尿障害が発症する危険性は，3つの手術方法のなかでもっとも高くなります．一般的にはⅠA2期以上の子宮頸がんでこの手術を行います．腟壁を2センチ以上摘出することが多いため，手術後は性交痛などで性交渉に障害が出ることがあります．性生活の開始時期については医師・看護師に確認してください．

④準広汎子宮全摘出術

　単純子宮全摘出術と広汎子宮全摘出術の中間的な手術方法です．尿管や排尿神経を傷つける危険性も中間ぐらいとされています．子宮頸部を削りたくないけれど広汎子宮全摘出術までは必要がない場合に行われます．

　どの疾患に対してどの手術方法を選択するかは，施設，患者さんの状態によっても若干変わります．高度異型性〜上皮内がんで子宮摘出を行う場合は，単純子宮全摘出術，ⅠA1期ではほとんどの場合準広汎子宮全摘出術，ⅠA2期以降になると広汎子宮全摘出術で手術することが多くなります（**表4**）．

▶**表4　単純子宮全摘出術と広汎子宮全摘出術まとめ**

	メリット	デメリット
単純子宮全摘出術	・手術時間が短い． （1〜2時間） ・術後の後遺症はほとんどない．	・子宮頸部をやや削るため子宮頸部の病気には不十分な手術となる．
広汎子宮全摘出術	・子宮頸部と基靭帯，腟壁をつけてしっかり摘出することができるため子宮頸部の病気に対して根治性の高い手術である．	・手術時間が長い （6〜7時間）． ・出血量も多く，輸血が必要となる場合がある． ・術後排尿障害，性交渉の障害がおこることがある．

※準広汎子宮全摘出術は単純子宮全摘出術と広汎子宮全摘出術の中間と考えてください．

88002-871　JCOPY

知っておいてほしい大切な話
手術のリスク

　どの手術を検討するときにも必ず理解していただきたいことがあります.

　それは，手術には必ず危険が伴うということです．たとえが適切でないかもしれませんが，自動車に乗れば事故に遭う可能性があり，生ものを食べれば食中毒になる可能性がある，といったようなことです．他臓器損傷，大出血などが手術のリスクに含まれます．当然のことながら大きな手術になるほど，手術のリスクは上昇します．他臓器損傷，大出血などといったリスクは単純子宮全摘出術(たんじゅんしきゅうぜんてきしゅつじゅつ)よりは広汎子宮全摘出術(こうはんしきゅうぜんてきしゅつじゅつ)のほうが高くなります．自分の受ける手術にどの程度のリスクが伴うか，外来担当の医師に必ず聞いて納得して手術を受けるようにしましょう．

Q　手術を受けないリスクって？

　手術を受けずに子宮頸がんを治療する場合はたいていの場合，放射線化学同時療法となります．放射線には48ページ表8に書かれているような副作用がありますし，化学療法には49ページに書かれているような副作用があります．

　手術を受ける場合も受けない場合も治療には一定のリスクがあります．どちらの治療が自分に適しているのか十分相談，理解して決定するように心がけてください．

　手術には大出血や他臓器損傷などといった"リスク"のほかに必ず生じる合併症があります。子宮頸がんでは一般的な手術方法の広汎子宮全摘出術，骨盤内リンパ節郭清術で手術後にみられる特徴的な合併症として，2つの合併症があります。必ず乗り越えられる合併症ですので十分理解しておきましょう。

①排尿障害

　基靭帯周囲には尿意を感じる知覚神経，排尿を調整する運動神経が走行しています。広汎子宮全摘出術を行った場合，必ずこれらの排尿に関連した神経が多少傷つきますので排尿障害は必ず起こります。どの程度の排尿障害となるかはどの程度基靭帯周囲を摘出するかによります（基靭帯の切除を伴わない単純子宮全摘出術では排尿障害を認めることはまずありません）。IB1期の早期子宮頸がんではこの神経を温存する神経温存広汎子宮全摘出術を施行することが可能ですが，神経を温存しても一時的に手術の影響で排尿障害はまず出現すると考えておいてください。排尿障害とは膀胱内に尿がたまっているのに尿意を感じられない，排尿ができないことを指します。そのような場合でも，腹圧をかけると排尿はできます（腹圧排尿といいます）。ただし腹圧排尿を長い期間続けると，将来的に腎機能障害など重篤な合併症を生じるリスクがあるため，厳禁です。この期間は自己導尿といってストローのような管を自分で尿道口から挿入し，尿を出します。最初は抵抗がありますが，必ずできますし，一生続けなければならないわけではありませんので，割り切って行うことが重要です。

　目安として神経温存広汎子宮全摘出術を行った場合（がん研有明病院ではほとんどの患者さんになります），自己導尿は長くても3ヵ月程度と考えておいてください。

88002-871　JCOPY

　早期発見であればあるほど神経温存ができる割合が上昇します．かなり性格が悪いがんだったり，がんが広がっている場合は神経温存ができない場合があります．そのような場合は自己導尿が一生必要となります．これらの点を考慮に入れて手術にするべきかほかの治療法（放射線化学同時療法）にするべきか考える必要があります．

②リンパ浮腫

　リンパ節郭清術を行うと，リンパの流れが障害されてしまうため，手術後にリンパ浮腫が発症します．婦人科がんの場合，骨盤内のリンパ節郭清を行うため下肢のリンパの流れが悪くなり，下肢にリンパ浮腫が発症します．ただし正しいケアを続ければほとんどの方は手術前と同じような状態で生活ができます．

　インターネットなどでは非常に重症のリンパ浮腫の写真などが掲載されている場合があります．そういった情報を鵜呑みにして骨盤リンパ節郭清術は絶対イヤと即断することはやめてください．どのような治療にもメリットとデメリットが存在します．よく説明を聞いて，メリットとデメリットのどちらが上回っているか，正しい情報をもとに判断することが必要です．がん研有明病院では，手術のあと，リンパ浮腫のケアを必ず行いますのでご安心ください．また患者さん向けの本もたくさん出版されていますので，詳しく知りたい方は書籍などで正しい知識を増やしましょう．

・・・・・・・・・・・・・・・・・・・・・・・・・・・・

次ページを参照してください▶▶▶

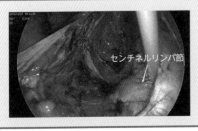

▶図4　センチネルリンパ節の実際

ICG という薬品を用いるとセンチネルリンパ節が光って同定されます．

教えて！　専門のお話
センチネルリンパ節
生検術

　子宮頸がんの手術を行う患者さんにもっとも多い IB1 期では，手術前の検査で腫大する骨盤リンパ節（せつ）がなかったとしても骨盤リンパ節郭清術（せつかくせいじゅつ）は全員に行います．しかし残念ながら転移率は約 10％といわれています．すなわち 100 人に対して骨盤リンパ節郭清術（せつかくせいじゅつ）を行った場合，90 人は転移リンパ節（せつ）がなく，下肢リンパ浮腫（ふ）（し）を起こす原因を作っているだけともいえます．

　がんが初めに転移するリンパ節（せつ）のことをセンチネルリンパ節（せつ）と呼びます．もしその人の，そのがんに対して正確にセンチネルリンパ節（せつ）を同定することができれば，センチネルリンパ節（せつ）のみを生検し，そのリンパ節にがんがみつからなければリンパ節転移（せつ）はないと判断でき，リンパ節郭清術（せつかくせいじゅつ）を省略することができます．これがセンチネルナビゲーション手術と呼ばれるものです．乳がん，皮膚がんではすでに実際に行われており，多くの患者さんが不要なリンパ節郭清術（せつかくせいじゅつ）を行わずに済んでいます．子宮頸がんでは，まだデータが不十分なため実現に至っていません（子宮頸がんでセンチネルリンパ節（せつ）の概念が本当に成り立つかどうかまだわかっていないのです）．

・・・・・・・・・・・・・・・・・・・・・・・・・・・

　がん研有明病院でも臨床試験として ICG という薬品を用いてセンチネルリンパ節（せつ）を見きわめておりますが，本当に子宮頸がんでセンチネルリンパ節（せつ）の考え方が成り立つのかどうかについてまだ明らかとなっていないため，骨盤リンパ節郭清（せつかくせい）術を省略する段階まで至っておりません（**図 4** 27 ページ）．おそらくあと 1～2 年のデータ集積で良好な成績が確認されれば，子宮頸がんにおいてもセンチネルナビゲーション手術は実現できるようになるでしょう．これが実施されれば多くの人が下肢リンパ浮腫（ふ）（し）から解放されることになります．

88002-871 JCOPY

手術の知識
開腹手術って？

　手術には開腹手術と内視鏡手術（腹腔鏡手術とロボット手術）があります（**表5**）. 開腹手術はドラマなどでよくみる一般的な手術です. 下腹部から臍を避けて上腹部までメスで開腹します. 医師が実際に術野を直接見ながら手術します. 実際に術野を直接見てさまざまな角度から操作ができるため, 視野に死角はありません. また自由に手を動かせますので操作性の高い手術ができます. また腹腔内（おなかの中）全体を同時にくまなく観察できるので, がんが腹腔内全体に広がっている場合は開腹手術のほうが合っています.

　つまり, 開腹手術は腹腔内全体に病気が広がる場合や, 非常に腫瘍が大きく術野確保が困難な場合に適していますが, 身体に大きな傷がつくため, 術後の疼痛が大きくなります. また長時間腹腔内臓器が空気にさらされるため, 術後に本来なら離れている組織同士がくっついてしまうこと（癒着といいます）も多いと考えられています. 癒着は腸閉塞などのさまざまな術後合併症の原因となります.

▶表5　開腹手術と内視鏡手術のまとめ

	メリット	デメリット
開腹手術	手術がしやすい	身体に大きな負担, 癒着がおこりやすい
内視鏡手術	身体の負担が少ない	手術が難しい

手術の知識
内視鏡手術って？

　内視鏡手術には腹腔鏡手術とロボット手術があります．
　腹腔鏡手術は，まず臍に12ミリの筒状の器具（ポート）を配置します．次に一番大きなポートからカメラスコープを挿入し，腹腔内を観察します．このカメラスコープが目の代わりになります．続いて通常は5～12ミリのポートを下腹部に配置して操作鉗子を入れて，手術を行います．通常は手術を行う医師の右手，左手，助手の右手の3本（助手の左手はカメラを操作します）の操作鉗子を使って手術を行います．この操作鉗子は先端が1～2センチ程度の小さなマジックハンドのような構造をしており，手の代わりとなります．ロボット手術は腹腔鏡手術とほぼ同じですが，**図5**のようにポートの位置と大きさが若干異なります．
　腹腔鏡手術はカメラで病変を拡大視することが可能です．また手の代わりの操作鉗子は開腹手術では手が届きにくい狭い骨盤内の深い部位においても細かい手術をすることができます．ロボット手術ではかなり細かい操作が可能です．

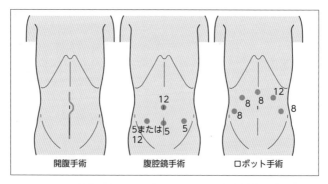

　開腹手術　　　　腹腔鏡手術　　　　ロボット手術

▶図5　開腹手術，腹腔鏡とロボット手術の傷の違い
数字はポートの大きさ（ミリ）

88002-871　JCOPY

手術の知識

がん研有明病院では手術のときどうなるの？

　がん研有明病院では開腹手術と腹腔鏡手術のそれぞれの特性を最大限に生かし，病気を完全に取り切るためにもっとも適当な方法を患者さんと一緒に相談しています．

　開腹手術は腹腔内全体に病気が広がる場合や，腫瘍が非常に大きく，術野の確保が困難な場合に適していますが，身体の傷が大きいので，術後の疼痛が大きくなります．また，長時間腹腔内臓器が空気にさらされるため，術後の癒着も多いと考えられています．

　一方，腹腔鏡やロボット手術は傷が小さく，癒着も少ないため，術後抗がん剤治療などが必要な場合も導入がスムーズと考えられます．特に骨盤深部の腫瘍に対しては腹腔鏡，ロボット手術とも，狭く深いところまで自由に手が届き（深部到達能といいます），小さなものを拡大して見ることができる（拡大視効果といいます）ので，開腹手術よりも正確に腫瘍を摘出したり，排尿につながっている神経への傷を少なくできる可能性があります．

　このような点を踏まえ，ご自分の病状には開腹手術がよいのか，腹腔鏡手術がよいのか，外来主治医とよくご相談ください．なお，2019年4月現在，がん研有明病院では子宮頸がんに対する広汎子宮全摘出術においては，開腹手術は2〜3週間ほど入院していただき保険適用でおよそ50万円ほど，腹腔鏡手術は1週間から10日間の入院で開腹手術と同程度の金額（保険適用），ロボット手術は1週間から10日間の入院で自費診療およそ200万円ほどとなります．

　2018年秋，海外から子宮頸がんに対する手術について衝撃的な結果が報告されました．非常に重要なお話ですので35ページに詳しく解説しています．

　子宮頸がんに対して広汎子宮全摘出術を受ける予定の方は必ず目を通してください．

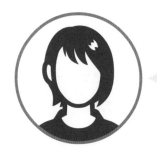

手術の知識
子宮頸部異形成〜上皮内がんの手術療法って？

　一般的に子宮頸部中程度異形成までは経過観察が基本です（HPV ウイルスの感染の程度で中程度異形成でも手術を行う場合があります．詳しくは外来でご相談ください）．高度異形成〜上皮内がんになると手術が必要になります．手術は一般的には円錐切除術を行います．

　円錐切除術は子宮頸部を円錐状に電気メスで切除します（**図6**）．手術自体は合併症などがほとんどない安全な手術です．おなかに傷も一切残りませんし，術後の痛みもほとんど感じません．15分程度で終了する小さな手術です．

　外来で手術をする施設もありますが，がん研有明病院では，2泊3日の入院となります．術後出血が起こらない状態で退院していただいております．ただし，創部から出血しやすいため，術後少なくとも1ヵ月間，性交渉は禁止となります．退院翌日からお仕事に行っていただいても大丈夫です．上皮内がんまででしたらほとんどの場合，円錐切除術で完治しますが，再発する可能性もあるので定期的な診察が必要です．また閉経すると，病変が頸管内に隠れてしまうことがあるため再発を早期に発見することが難しい場合があります．このような理由からがん研有明病院では，閉経後の患者さんに対しては円錐切除術ではなく子宮全摘出術をお勧めしております．

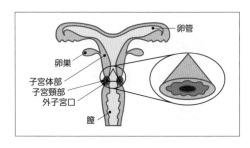

▶図6　円錐切除術

88002-871

手術の知識
子宮頸がんⅠA1〜 ⅡB 期の手術療法って？

　一般的には子宮全摘出術が行われます．卵巣は組織型，病期によって温存可能な場合もありますので，外来で相談しましょう．一般的には扁平上皮がんでは卵巣温存，腺がんでは卵巣切除が基本的な方針です．腺がんでも卵巣温存が可能な場合がありますので，外来で相談しましょう．病期ごとに手術療法を解説します（ⅠA1〜ⅠA2期は円錐切除により通常は診断されます）．

①子宮頸がんⅠA1 期

　この病期では骨盤内リンパ節転移のリスクは1％程度と非常に低いため，骨盤リンパ節郭清術は省略することが多いです．ただし，事前に行った円錐切除の標本で，がん周囲の血管やリンパ管の中にがん細胞がみつかった場合は（脈管侵襲といいます），骨盤リンパ節郭清術を追加することがあります．通常では基靭帯浸潤もまず認められないため単純〜準広汎子宮全摘出術で十分と考えられます．どうしても子どもがほしいという方には円錐切除術のみで経過をみることもありますが，慎重な経過観察が必要となります．

③子宮頸がんⅠA2 期

　この病期は，まだ病態が十分解明されておりません．そのため医療機関ごとにさまざまな手術が行われており，標準的な治療法も定まっていません．
　がん研有明病院では，準広汎子宮全摘出術，骨盤リンパ節郭清術を基本としています．広汎子宮全摘出術を行う場合や円錐切除標本の中に脈管侵襲が認められない場合は骨盤リンパ節郭清術を省略する場合もあります．外来でよく相談して決定しましょう．

③子宮頸がんＩB1〜ⅡB期（ⅡB期はのちに解説する同時化学放射線療法を施行
する場合もあります）

　　広汎子宮全摘出術，骨盤内リンパ節郭清術が行われます．開腹手術または腹腔
鏡手術が一般的です．（ロボット手術は現在自費診療で行われています．）開腹手
術と腹腔鏡手術のいずれかの方法を選択するべきかについて非常に重要な点です．

88002-871　JCOPY

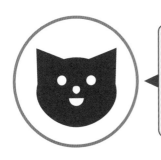

教えて！ 専門のお話
子宮頸がんの
腹腔鏡手術と開腹手術

　現在のところ，子宮頸がん根治術である広汎子宮全摘出術は開腹手術で行われることが一般的となっています．

　腹腔鏡下広汎子宮全摘出術が一般的な治療法となるためには，開腹広汎子宮全摘出術と同じ程度の技術的安全性，腫瘍学的安全性（根治性）が示される必要があります．

　早期(IA2期～ⅡA期まで)子宮頸がんに対する腹腔鏡下広汎子宮全摘出術は，開腹手術と比較して，出血量が少なく，入院期間が短く，手術後の合併症が少ないなどのメリットがあり，術後5年間の再発なしでの生存率や術後5年間の再発あり，なしを含めた全生存率は開腹手術に劣らないとさまざまな施設で報告されてきました．これらの報告をもとに2018年4月に早期子宮頸がんに対する腹腔鏡下広汎子宮全摘出術はわが国において保険適用となりました．

　また，近年では，ロボット支援下広汎子宮全摘出術も手術後の合併症の頻度は開腹手術の場合と同等であり，再発率や生存率も同等であると報告されています．

　しかし，これらは，すべて後方視的研究（過去に行われたことをさかのぼって調査した研究）による結果であるため，内視鏡手術（腹腔鏡とロボット手術などで，切る範囲，時間，出血量などを減らした身体の負担の少ない手術）が，よりがんの進行が軽い患者さんだけに行われていた可能性もあり，正しく開腹手術と内視鏡手術を比べた結果ではないのです．

①内視鏡手術はよくない手術なのか？

　2018年秋に早期子宮頸がんに対する内視鏡手術（腹腔鏡とロボット手術）と開腹手術を比較した，世界規模の多施設共同の前向き研究の結果がThe New England Journal of Medicine（NEJM）誌に報告されました．NEJMは世界で最

も権威のある（影響力のある）雑誌の1つです.

　この研究は，IA2期〜IB1期の早期子宮頸がんの患者さんを対象に，開腹手術と内視鏡手術(腹腔鏡下手術とロボット支援下手術を含む)を比較した研究です. この研究に参加された患者さんは，開腹手術か内視鏡手術かを自分で選ぶことはできませんでした. 術式が自動的に振り分けられることで偏見(バイアス)なく，治療成績を比較することができる研究です.

　この研究では740人の患者さんの参加を予定しておりましたが，内視鏡手術に振り分けられた患者さんの治療成績が悪いために631人参加の時点で中止になりました.

　結果は，開腹手術312人，内視鏡手術319人（腹腔鏡下手術269人，ロボット支援下手術50人）が参加し，術後4.5年の時点での再発リスクは内視鏡手術で3.74倍，局所再発リスクは4.26倍（図7），全死亡リスクは6倍（図8），子宮頸がんによる死亡リスクは6.56倍という結果でした. これは，明らかに開腹手術と比較して劣る治療成績と判断されています. 実際に亡くなった方は開腹手術で312人中3人，内視鏡手術で319人中19人です.

　この試験はアメリカを中心とした33施設が参加して行われた試験ですが，わが国でこの試験に参加した施設はありません. 手術のやり方がまずいのではないか？　アメリカ人は肥満の人が多いため不完全な手術になっているのではないか？　内視鏡手術の成績は悪くないのだが，比較対象の開腹手術の成績が良すぎるのではないか？　などなど，いろいろな意見はありますがはっきりとした理由はわかりません.

　ただし非常に高いエビデンス（医学的証拠）をもって内視鏡手術が良くないと結論されたことは事実であり，この結果でアメリカでは子宮頸がんに対する内視鏡手術は現在ほぼ中止されています.

③日本の学会による見解は？

　日本の学会は「アメリカでのこの試験ではわが国では一般的ではない手術手技が行われているために内視鏡手術の治療成績が悪かった可能性があり，この試験の結果をもってすべての子宮頸がんに対する内視鏡手術群の有効性が完全に否定されたと結論付けることはできない」としています. ただし「子宮頸がんに対して腹腔鏡下広汎子宮全摘術を施行する場合，上記試験の結果，並びに自分の病院

88002-871　JCOPY

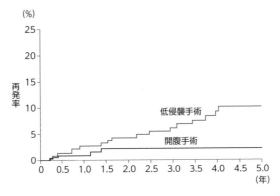

▶図7　骨盤内再発率

開腹手術のほうが5年後の再発率は低い.

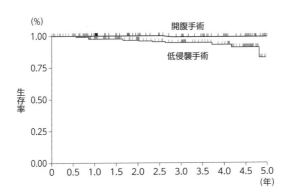

▶図8　全生存率

開腹手術のほうが術後5年後の生存率は高い.

の治療成績を提示したうえで患者さんと十分話し合い決定すること」と付記されています.

④がん研有明病院の対応

　ここからはがん研有明病院における早期子宮頸がんに対する腹腔鏡手術と開腹手術の治療成績を提示します．少し専門的な表現を含みますが，海外の論文（Journal of Gynecologic Oncology 誌，アジアで最も権威のある論文の1つ）に実際に掲載されている図，表をまじえてご説明します．

	広汎子宮全摘（83人）	腹腔鏡（80人）	P
年齢, 平均（標準偏差）	49.0（11.5）	44.0（10.2）	<0.05
BMI, 中央値（範囲）, kg/m^2	21.4（19.7〜23.7）	20.5（19.1〜23.3）	0.17
腫瘍サイズ, 中央値（範囲）, センチ	2.3（1.0〜3.0）	2.1（1.4〜3.0）	0.77
組織学, 人数（%）			0.44
SCC	44（53.0）	37（46.3）	
non SCC	39（47.0）	43（53.7）	
pT ステージ, 人数（%）			0.11
1b1	66（79.6）	65（81.3）	
1b2	6（7.2）	1（1.2）	
2a1	4（4.8）	4（5.0）	
2a2	0（0）	4（5.0）	
2b	7（8.4）	6（7.5）	
pN ステージ, 人数（%）			0.64
N0	71（85.5）	71（88.8）	
N1	12（14.5）	9（11.2）	
補助療法			0.21
補助療法なし	40（48.2）	47（58.8）	
抗がん剤	37（44.6）	32（40.0）	
化学放射線療法	6（7.2）	1（1.2）	

　がん研有明病院で 2014 年から 2017 年の間で行った IB1 期の子宮頸がんに対する広汎子宮全摘出術の中で開腹手術 83 人, 腹腔鏡手術 80 人の比較を行いました. 手術を受けた患者さんの背景は**表6**に示しますが, やや若い人が腹腔鏡手術を受けた傾向がありました（やはり若い人のほうが小さい傷, 早い社会復帰を気にされる方が多いのでしょう）. それ以外は体形（BMI）, がんの大きさ, 組織型, 病期, さらには術後の追加治療までほとんど一緒です.

　表7に手術成績を示します.

　術中, 術後の合併症の発生率, 広汎子宮全摘出術で問題となる排尿機能の低下, またきちんとがんが取り切れているかどうかについてはどちらの術式も変わりありません. しかし, 腹腔鏡手術は, 開腹手術と比較して,

①手術時間が短い

88002-871　JCOPY

▶表7 広汎子宮全摘出術と腹腔鏡手術の治療成績

	広汎子宮全摘（83人）	腹腔鏡（80人）	P
手術時間, 中央値（範囲）, 分	376（332.5〜419）	294（260〜326.3）	＜0.001
出血量, 中央値（範囲）, mL	500（322.5〜817.5）	185（100〜261.3）	＜0.001
術中合併症, 人数（％）	1（1.2）	0（0）	0.99
術後合併症, 人数（％）	13（15.7）	7（8.8）	0.23
排尿が正常に戻るまでの日数	10（9〜20.5）	10（7〜13.8）	0.06
入院日数, 中央値（範囲）	18（16〜21）	14（13〜15）	＜0.001
病理検査, 人数（％）			0.37
R0	79（95.2）	79（98.8）	
R1	4（4.8）	1（1.2）	
手術標本			
リンパ節, 中央値（範囲）, 個	36.0（20〜42.3）	34.5（28.3〜42.3）	0.87
基靭帯, 中央値（範囲）, ミリ	24.0（18.8〜30.3）	24.5（20.0〜29.5）	0.75
腟, 中央値（範囲）, ミリ	18.5（15.0〜22.0）	20.0（18.0〜26.8）	＜0.05

②出血量が少ない

③入院期間が短い

ことが示されています．通常，腹腔鏡手術は開腹手術に比較して手術時間が長くなることが一般的ですが，経験を十分に積み，腹腔鏡手術に慣れた医師ではむしろ腹腔鏡を用いることで手術時間を短縮することが可能となります．

2.5年の観察期間で開腹手術をしたグループ8人，腹腔鏡手術をしたグループ5人に再発を認めました．そして全生存率は**図9**に示されるようにこの2つのグループの間で差はありませんでした．

つまりがん研有明病院では，早期子宮頸がん（IB1期）に対しては開腹でも腹腔鏡でも生存率は変わらない，さらに腹腔鏡手術をしたグループでは手術時間が短く，出血量が少なく，入院期間が短い結果となりました．つまり腹腔鏡下広汎子宮全摘出術のほうが開腹手術よりメリットが大きいと判断できます．

どうしてがん研有明病院では腹腔鏡手術の治療成績が開腹手術をしたグループと比較して悪くなかったのでしょうか？　がん研有明病院のデータで特記すべき点は腹腔鏡手術をしたグループすべてにおいて腹腔鏡操作に高い技術を習得した

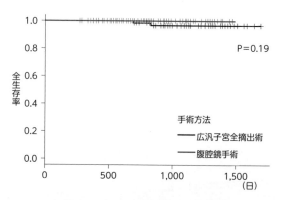

▶図9　がん研有明病院の全生存率

医師が，がん細胞をまき散らさないように留意した手術操作を一貫して行ったといった点です．このようなデータをもとにがん研有明病院では「きちんとした手術方法で行う限り早期子宮頸がんに対する腹腔鏡下広汎子宮全摘出術は問題ない術式である」と考えております．

　これから広汎子宮全摘出術を行う方は，海外の結果，がん研有明病院のデータを参考にして，外来担当医と十分相談のうえ手術方法を決定していただければと思います．

88002-871　JCOPY

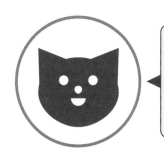

教えて！ 専門のお話
子宮頸がん手術でも 子宮を残せるの？

　さて，最近若い方に子宮頸がんが増えてきています．原因はいろいろ推測されていますが，性交渉開始の低年齢化は大きな原因の１つでしょう．がん研有明病院では，子宮頸がん IB1 期で早期のステージであれば，患者さんによっては子宮を温存（おんぞん）する手術を行っています．この術式について説明されている本はありませんので，ここでは詳しく説明したいと思います．

・・・・・・・・・・・・・・・・・・・・・・・・・・・・・

　妊孕性温存（にんようせいおんぞん）とは，妊娠できる可能性を残すという意味です．子宮頸がんは基靭（きじん）帯（たい），膣（ちつ）の方向に広がる（浸潤（しんじゅん）する）傾向がありますので，子宮頸がん根治術（こんちじゅつ）としては基靭帯，膣を広範囲に切除する広汎子宮全摘出術（こうはんししきゅうぜんてきしゅつじゅつ）が一般的です．広汎子宮全摘出術（てきしゅつじゅつ）はその名の通り，子宮を完全に摘出するため，妊娠できなくなります．子宮頸がんは基靭帯（きじんたい），膣（ちつ）の方向に広がりますが，子宮体部（受精卵（じゅせい）が生着する部位）の方向にはあまり広がらないため，基靭帯（きじんたい），膣（ちつ）は従来通り広汎子宮全摘出術（こうはんししきゅうぜんてきしゅつじゅつ）と同様な切除を行いつつ，子宮体部を残すことで子宮頸がんの根治性（こんちせい）を落とさずに，妊娠の可能性も残せる術式が理論的には可能です．これを広汎子宮頸部摘出術（こうはんししきゅうけいぶてきしゅつじゅつ）といいます．

　図10 はこの術式のイメージです．子宮頸部に対しては広汎子宮全摘出術（こうはんししきゅうぜんてきしゅつじゅつ）とまったく同様のことを行い，がんが存在する子宮頸部と子宮体部を適当な位置で切断し，残す部分の子宮体部を膣（ちつ）とつなぎ合わせます．だるま落としのようなイメージです．

　この術式はまだ一般的ではありません．がん研有明病院ではこの術式を腹腔鏡（ふくくうきょう）補助下に施行することが可能です．2019 年３月まで 40 人の患者さんがこの方法で安全に手術しました．この術式を行った 40 人の中で妊娠にトライした患者さん

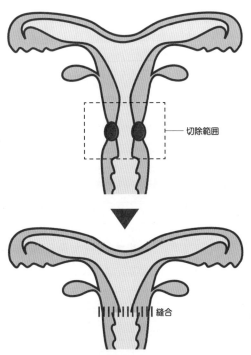

切除範囲

縫合

▶図10　妊孕性温存広汎子宮頸部摘出術
子宮頸部の切除範囲は広汎子宮全摘出術とまったく
同様となります.

は今のところ5人です（残りの方はまだ妊娠を希望されていません.）5人中4人
の方は妊娠し, 3人の方は元気な赤ちゃんを無事に帝王切開術で出産されました.
残り1人の方も現在妊娠中で経過は順調です.

88002-871　JCOPY

広汎子宮頸部摘出術ができるかどうか？

　手術の前にさまざま検査を行って広汎子宮頸部摘出術が可能かどうかを判断していますが，実際にがんがどのように広がって存在しているかは手術してみないと正確にはわかりません．手術中に以下の状態が判明した場合，がんの根治性から考えて広汎子宮全摘出術に変更する場合があります．

①腹水細胞診で陽性の場合
②手術中に骨盤内リンパ節転移がわかった場合
③手術中にがんが子宮の外にも広がっていることがわかった場合
④子宮切開線（子宮頸部と体部の切開ライン）にがんの広がり（浸潤）がある場合
⑤医師が広汎子宮全摘出術を必要と判断した場合

　実際，がん研有明病院でこの手術を行った40人の患者さんのうち，4人の方が広汎子宮全摘出術に変更となりました．その中の3人は子宮の切開ラインにがんが広がっていました（③のケース）．1人はリンパ節にがんがみつかりました（②のケース）．また手術中には子宮温存が可能と判断された場合でも，術後の病理検査でがんがみつかった場合，子宮温存は再発のリスクが高いと判断されることがあります．この場合は再手術で子宮を摘出，あるいは放射線治療を行うことになります．放射線治療を行った場合は子宮を温存していても妊娠することはできなくなります．

　当然のことですが，温存した子宮には頸部がほとんど残っていないため，妊娠，出産が難しくなる可能性があります．この手術を受ける方はこの点も理解しなければなりません．

知っておいてほしい大切な話

こうはんしきゅうけいぶてきしゅつじゅつ
広汎子宮頸部摘出術と妊娠

　排卵日の前後には，卵巣から分泌される女性ホルモン（エストロゲン）の影響で，子宮頸管から粘液が分泌されます．この粘液は粘稠度が低く（さらさらと水っぽいおりもの），腟内に射精された精子はこの粘液を通って子宮頸管を泳ぎ，子宮の中まで入っていきます．手術により子宮頸管の大部分がなくなると，頸管粘液の量が減ります．また子宮口が手術の影響で狭くなる場合もあり，広汎子宮頸部摘出術を行うと妊娠率が下がることとなります．

　うまく妊娠できたとしても広汎子宮頸部摘出術後の妊娠にはさまざまなリスクが伴います．

　子宮頸部には，赤ちゃんの体重を支えて子宮内に赤ちゃんを保持する働きや，腟から子宮内へウイルスなどが感染しないように守る働きがあります．広汎子宮頸部摘出術では，子宮頸部を広範囲に切除してしまうため，妊娠するとさまざまな合併症が増えます．ここでは，その合併症について説明します．

①破水・流産，早産

　子宮頸部には，妊娠中に腟から子宮内へ細菌などによる感染をくい止める大切な役割があります．そのため，手術で頸部などを切除してしまうとこの防御の働きが弱くなり，子宮内が感染しやすくなります．すると，妊娠中の破水（前期破水）や流産，早産が起こる危険性が高くなります．妊娠22週未満の流産は約20〜30％，妊娠37週未満の自然早産は約50％に起こるといわれています．特に妊娠28週未満の早産で生まれた場合には，赤ちゃんがとても未熟な状態なので新生児集中治療室（NICU）での特別な対応が必要になります．また，早い時期に分娩した赤ちゃんほど，その未熟性のためにさまざまな障害（脳性麻痺や発達障害，視力障害などの後遺症）が起こることもあります．

88002-871　JCOPY

②妊娠初期の流産

　妊娠初期の流産は，すべての妊娠の 15〜20％に起こるといわれています．．また，流産する確率は母親の年齢とともに上がるといわれています．40 歳の妊娠では 40％にもなります．流産の原因の大部分は，赤ちゃん側の要因ですが，そのうち約 60％に染色体の異常といわれています．そのため，妊娠初期の流産を防止することはできないと考えられています．

　一般に妊娠初期に流産した場合には，自然流産を待つ方法（自然に出血が始まり，自然に子宮内容物が子宮外へ排出されるのを待ちます）もありますが，多くは流産手術が行われます．広汎子宮頸部摘出術では，手術後の妊娠で子宮頸管が開いて早産となってしまうのを防止するために，子宮の下端を糸で縛って狭くしていますので流産手術ができない場合があります．そのため，流産が起こった場合には自然流産を待つことがあります．

③妊娠 12 週以降の流産

　妊娠 12 週以降の流産（もしくは何らかの理由により妊娠を中断する場合）では，一般的には子宮収縮薬を使用して通常の分娩と同じように赤ちゃんを娩出します．しかし，広汎子宮頸部摘出術を行った場合，子宮は糸で縛られているため，胎児が通れるほど子宮口は開きません．そこで，胎児を取り出すために帝王切開が必要になります．妊娠の早い時期に帝王切開を行うと子宮に大きくメスを入れることになるため，次の妊娠での子宮破裂や癒着胎盤の危険性が高くなる可能性があります．

④妊娠中の入院期間

　広汎子宮頸部摘出術で子宮を支えている靭帯を切除するため，週数が進むにつれて，下腹の痛みを感じることが増えます．また，子宮の収縮を伴う切迫早産として長期入院が必要になることがあります．実際の入院期間はまちまちです．

⑤そのほかの周産期合併症

　広汎子宮頸部摘出術の手術後の妊娠については，まだデータが少ないため，そのほかの周産期合併症（癒着胎盤や前置胎盤など）に関するまとまった報告はあ

りません. しかし, 妊娠合併症は通常の妊娠でもみられるので, 同じように注意が必要です.

•••••••••••••••••••••••••••••

　2019年現在, がん研有明病院婦人科では周産期管理を行うことができないため, 広汎子宮頸部摘出術のあとの不妊治療, 妊娠管理に関しては昭和大学産婦人科が担当します. がん研有明病院と昭和大学産婦人科は連携しており, 患者さんの情報も共有するシステムができています. 安心して治療を受けてください.

　このように早期で発見できれば, 子宮頸がんであっても妊娠, 出産をすることが可能な場合があります. できるだけ早期発見を心掛けましょう.

88002-871

基本の知識
ⅡB〜ⅣA 期の治療

　放射線療法に週に１回の抗がん剤治療を追加して同時に行う治療を同時化学放射線療法といいます．抗がん剤治療は放射線療法の効果を高めるためのものなので，治療の基本は放射線療法となります．患者さんの状態によっては抗がん剤治療が併用できない場合もありますので主治医に確認しましょう．

　子宮頸がんは放射線療法が非常に有効といわれています．すでにお話ししたようにⅡB 期の患者さんに対しては手術が行われる場合も，同時化学放射線療法が行われる場合もありますが，手術と比較してもほぼ同様の治療成績が期待できます．子宮頸がんに対する放射線治療は体の外から放射線をかける外照射と，子宮あるいは膣内に放射線をかける腔内照射の２つの組み合わせで行われます（**図11**）．

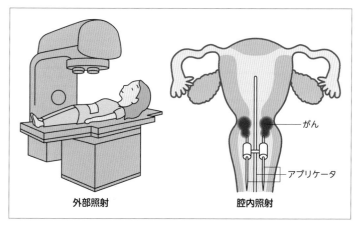

▶**図11　外部照射と腔内照射**

▶表8　放射線治療でみられる有害事象

早期有害事象	立ちくらみ，吐き気，下痢，頻尿など
晩期有害事象	血便，血尿，瘻孔形成，腸閉塞

＊晩期障害には重篤なものが多い傾向にあります．

　外照射はリニアックという放射線治療装置で，体の外から放射線を照射します．外照射は1日に1回，25〜30回ほど，繰り返します．外照射でがんがある程度小さくなったあとに腔内照射を併用します．腔内照射は子宮内または膣の中に密封された小線源（イリジウムやコバルト）を挿入し，がんに密着させ，高い線量を照射します．がんに直接高い線量を照射でき，非常に効果の高い治療法です．しかし，子宮内に小線源を挿入しなければならないため，多少の痛みを伴います．腔内照射は1週間に1回，3〜4回行います．

　放射線治療は手術と比べると，体の一部を切除するような痛みはありません．傷も残りません．ただし，まったく安全で副作用がないというわけではありません．

　表8にあるような放射線特有の早期，晩期障害（照射直後の強い炎症反応，治療後しばらくしてからの萎縮反応や組織障害など）がありますので，外来でよく相談してください．

88002-871　JCOPY

基本の知識
抗がん剤の副作用って？

①脱毛

　脱毛は女性にとって一番気になる副作用の1つです．一般的に抗がん剤治療を開始して2週間目頃に脱毛が始まります．治療が終了して3〜6ヵ月後には新しい髪が生えてくるとされています．脱毛の程度には個人差がありますが，使用する薬剤の種類に特に大きな影響を受けます．

②口内炎

　一般的に抗がん剤治療を開始して1〜2週間目頃に発生することが多いとされています．婦人科がんでは抗がん剤のドキシル®の副作用に手足の皮膚・口腔粘膜への影響がよくみられます．抗がん剤治療が始まる前までに歯科で口腔内のチェックを受けておくほうがよいでしょう．

　口の中を清潔に保ち，刺激物は控えます．また，漢方薬が効くこともあります．

③しびれ

　婦人科領域では代表的な治療であるTC療法（タキソール®＋カルボプラチン）などに用いられるパクリタキセル（タキソール®）の副作用としてしびれがよく起きることが知られています．抗がん剤治療の回数を重ねるほど，症状が重くなる傾向がありますので注意が必要です．検査ではわかりにくいため，しびれを自覚したら，主治医に症状を相談してください．しびれに対処する薬剤もあります．抗がん剤治療をこのまま継続するか，あるいは薬剤を変更するかについての判断が重要となりますので，主治医とよく相談しましょう．

④吐き気・嘔吐

　抗がん剤投与後，24時間以内に起こる急性期の症状と24時間以降に起こる遅発性の症状があります．現在の抗がん剤治療では，最初から副作用をできるだけ抑えるための薬が組み込まれており，症状が最小限度になるように工夫されています．研究の進歩により抗がん剤治療は以前に比べてかなり楽なものとなりました．ただ個人差も大きく，抗がん剤治療中に24時間以上水分・食事が十分にとれない場合，24時間で6回以上の嘔吐があるような場合は病院を受診してください．

⑤感染

　一般的に抗がん剤治療では，投与後1〜2週間で白血球（好中球）が最も少なくなる時期があり，その後1〜2週間をかけて回復するというサイクルを繰り返します．この白血球数の少ない時期は病原体に対して弱く，感染を起こしやすい時期となります．どの程度の白血球数の減少となるかは，投与する抗がん剤の種類，抗がん剤治療中の体調，合併症の有無などに影響を受けます．この白血球（好中球）数の少ない時期に熱発することを発熱性好中球減少症（FN）といい，大変危険な状態です．あらかじめ白血球（好中球）数の大きな減少が予想される場合，白血球（好中球）の減少を予防する注射をする場合もあります．

　抗がん剤治療中の感染は生命に危険を及ぼす可能性もあります．がん研有明病院では，一度でも38度以上の発熱がある場合には，病院に連絡後，来院・血液検査を勧めています．38度以上あった熱がその後に下降しても危険な場合がありますので，血液検査を受けた方が安全と考えています．38度以上の発熱に備えてあらかじめ薬が処方されている場合もありますので，医師の指示に従ってください．

⑥高血圧・蛋白尿・鼻出血

　アバスチン®投与中にしばしばみられる副作用です．アバスチン®を投与中には，1サイクルごとに副作用についてチェックします．高血圧となった場合は，降圧剤による対応が一般的です．蛋白尿がみられた場合などでも，安全に抗がん剤治療を行うための基準がありますので，毎回尿検査を行います．アバスチン®は長期間の投与で大きな効果が得られる薬剤です．これらの有害事象が出現してもすぐには中止せずに，継続可能な範囲では長期投与をめざすのがよいとされています．

88002-871　JCOPY

教えて！ 専門のお話
抗がん剤治療

子宮頸がんに対する抗がん剤治療には4つの場合があります．

①術後の再発予防

専門的な用語では術後補助化学療法といいます．手術後に再発予防のために行われ，通常は3～4週ごとに1サイクル，計5～6サイクルを行います．どのような患者さんに抗がん剤治療を行うかについては，手術で切除した組織片で病理検査を行い，再発のリスクを評価し決定します（**表9**）．

▶表9　再発リスク評価

低リスク	手術のみ
中リスク	放射線療法や抗がん剤治療を追加することもある
高リスク	放射線療法＋抗がん剤治療または抗がん剤治療のみを追加することもある

子宮頸がんの手術では，子宮を広く切除し，またリンパ節を取っています．その後に放射線治療を行うと，下肢リンパ浮腫，排尿障害，腸閉塞のリスクが高まることが知られています．このためがん研有明病院では，術後補助療法の場合，放射線療法をできるだけ行わずに，抗がん剤治療を優先しています．

②がんが進行している患者さんの抗がん剤治療

がんが大きすぎる場合に，手術ができる大きさまでがんを小さくするために行う抗がん剤治療を術前化学療法といいます．また，全身に広がっているがんに対してまず抗がん剤治療を行い，その後に手術または放射線療法を行う場合もあり

ます.

③がんが再発した場合

手術，放射線治療ができない場合に抗がん剤治療を行います.

④放射線治療と同時に行う

放射線治療法の効果を増強するために抗がん剤治療を行います．（同時化学放射線療法，47 ページ参照）

⑤おもな抗がん剤治療

子宮頸がんに対する抗がん剤治療として，おもに TC 療法（タキソール®＋カルボプラチン）や，DC 療法（ドセタキセル＋カルボプラチン），TP 療法（タキソール®＋シスプラチン），TT 療法〔タキソール®＋トポテカン（ハイカムチン®）〕があります．特に TC 療法はもっとも多く行われています．純国産の抗がん剤である CPT/NDP 療法〔イリノテカン＋ネダプラチン（アクプラ®）〕もよく行われます．すべて 3〜4 週間ごとに抗がん剤を投与します.

また単剤の抗がん剤治療として，イリノテカン単独療法，内服の抗がん剤治療なども体調・病状に合わせて使用されます.

88002-871 JCOPY

教えて！ 専門のお話
アバスチン®

　通常の抗がん剤治療に加えて，アバスチン®という薬が投与されることがあります．アバスチン®は分子標的薬という薬剤です．アバスチン®をプラスすると，多くのがんで抗がん剤の効果が増しますが，アバスチン®特有の副作用もあります．よくみられるものの大きな問題にはならない副作用として，高血圧・蛋白尿・鼻出血，あまりないものの重大な副作用として血栓症，消化管穿孔などがあります．このようにアバスチン®には副作用がありますが，子宮頸がんが進行した患者さんや，再発した患者さんを対象とした研究で，抗がん剤のみの場合と比べると，アバスチン®をプラスしたほうが，生存率が上がることがわかっています．アバスチン®を使うかどうか，十分に主治医の先生と相談する必要があります．アバスチン®は子宮頸がんと卵巣がんに保険適用があります．

基本の知識
今後どうしたらいいの？

　がんのリスクにもよりますが，2〜3ヵ月に1回の診察が続きます．診察時に内診，直腸診，細胞診，超音波，血液検査などを行います．再発の兆候がある場合は，画像診断（MRI, CT, PET CT など）が追加されます．再発の兆候がなくても，1年に1回程度，画像診断で経過を確認します．患者さん自身が生活に注意すべきことは特にありません．なるべくストレスの少ない生活を心掛けてください．

　何かを飲めば再発率が下がるといった広告をみかけますが，現在のところ科学的根拠に基づいたものはありません．あまりそのような広告を鵜呑みにしないほうがよいでしょう．

こんな症状は注意！

●下腹部の痛み，おしりの痛み，排便時の痛みなどには注意が必要です．必ず主治医に報告してください．
●不正出血などがあれば必ず受診してください．

88002-871　JCOPY

基本の知識
もし，再発して
しまったら……？

　再発時の治療の基本は，放射線療法，同時化学放射線療法（放射線と抗がん剤を同時に行うこと）になります．ただし，どちらの治療も局所治療となるため，がんが全身に広がっている状態の人には行いません．がんが全身に広がっている場合は，抗がん剤治療が中心となります．これまで再発の子宮頸がんに対しては有効な抗がん剤治療がありませんでしたので，生活の質（QOL）の改善に主眼が置かれていました．ところが最近になり，分子標的薬のアバスチン®を抗がん剤治療にプラスすると，生存期間を平均で3.7ヵ月延長させ，死亡リスクが29％低下するというデータが示され，有用な治療法と考えられています（53ページ参照）．

　進行，再発子宮頸がんで中心となる抗がん剤治療として，シスプラチンがありますが，シスプラチンは腎臓に対する毒性が問題となります．また子宮頸がんを再発した患者さんの中にはがんにより腎機能が障害されている方が多くいらっしゃいます．

　このような背景からがん研有明病院では，シスプラチンをカルボプラチンといった腎障害の少ない薬に変更し，さらにアバスチン®を追加するといった治療法に対する効果の検討も行っています．

　再発子宮頸がんに対する治療法は再発の形によって大きく変わりますので，主治医とよく相談しましょう．

基本の知識
再発子宮頸がんの
手術療法はないの？

　放射線治療を行っていない患者さんの骨盤内にがんが再発した場合や，放射線治療が行われていない骨盤外にがんが再発した場合は，放射線療法（あるいは同時化学放射線療法）を行います．放射線療法で放射線があたった部分にがんが再発した場合，手術は難しくなります．一度放射線があたると，組織同士が強力にくっついたりする（線維化，癒着といいます）ためです．また術中，術後の合併症の確率も高くなるため，通常は手術を行うことはほとんどありません．

　すでにお話したように腹腔鏡手術では，狭く深い骨盤内をカメラで拡大して見ながら細かい操作を行うことが可能です．まさしく放射線治療後の再発子宮頸がんの手術に必要な要素を取り揃えているわけです．そこでがん研有明病院では，放射線療法で放射線があたった部分に再発した子宮頸がんの患者さんに腹腔鏡での手術療法を積極的に行っております．

　ただしこの手術は完全に切除できる場合のみ，意味があるとされています．そのためにさまざまな検査を行って，完全に切除できそうな患者さんだけが対象となります．残念ですがすべての患者さんが対象となるわけではありません．この点は十分理解いただきたいと思います．

88002-871 JCOPY

教えて！専門のお話
子宮頸がんの予防ワクチン

　子宮頸がんはヒトパピローマウイルスの持続感染によって引き起こされることが明らかになっています．そしてヒトパピローマウイルスに対するワクチンを接種して感染を防ぎ，子宮頸がんの予防をすることができるようになりました．2019年現在までに承認されているワクチンはヒトパピローマウイルス16.18型に対するワクチンであるサーバリックスとヒトパピローマウイルス16.18型にいぼの原因となる6.11型を加えた4価のワクチンであるガーダシル®の2種類です．これらのワクチンをヒトパピローマウイルス未感染者（性交渉を行っていない女性）に接種する（筋肉注射3回接種が必要です）と，ヒトパピローマウイルス16.18型は100％感染を予防できると考えられています．そして少なくとも9年間はその効果が持続するとされています．ただし，このワクチンによってもヒトパピローマウイルス16.18型以外のウイルスによる発がんは防げませんので（子宮頸がんの30〜40％程度と推定されています）ワクチンを接種しても子宮頸がん検診を受ける必要があります．

❷ 子宮体がん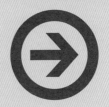

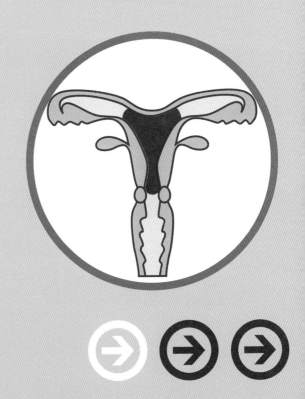

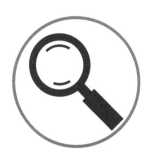

検査の流れ

| 検査1 問診・内診 | P.064 | 内診時に経腟超音波も行います |

▼

| 検査2 細胞診・組織診 | P.064 | 子宮内膜の細胞・組織を採取します |

▼

| 検査3 血液検査 | P.064 | 採血して腫瘍マーカーなどを測定します |

▼

| 検査4 画像検査 | P.064 | MRI, CT, PET CT 検査でもっとくわしく調べます |

▼

| 検査5 子宮内膜全面掻爬 | P.065 | これまでの検査でも微妙な結果となったとき. 要入院 |

▼

| 診 断 | | 最終的に手術で診断が確定します |

88002-871 JCOPY

治療の流れ

●子宮体がんの治療は手術が基本です

| 準広汎子宮全摘出術 | **手術** | P.073 |

| 両側附属器切除術 | **手術** | P.074 |

▼

| 骨盤-傍大動脈リンパ節郭清術 | **手術** | P.073 |

| AP 療法 | **抗がん剤療法** | P.076 |

| TC 療法 | **抗がん剤療法** | P.076 |

| DP 療法 | **抗がん剤療法** | P.076 |

●病気が進行している場合には手術前に抗がん剤治療を行う場合があります.

　子宮体部にできるがんです．年間新たに約 14,000 人の患者さんがかかり，2,200 人が亡くなっています．最近，その数が増加傾向にあり，生活習慣病の増加に伴うものと考えられています．子宮体がんは，性質によって 2 つのタイプに分けられます．とくにタイプ 1 は生活習慣病に関係しているといわれています．

①タイプ 1

　おもにエストロゲン（女性ホルモン）の過剰が原因となります．子宮内膜増殖症(がんになる前の状態です)によって発症します．妊娠分娩回数が少ないこと，肥満，早い初経，遅い閉経，エストロゲン製剤の使用（乳がん治療薬であるタモキシフェンは，乳腺組織にはエストロゲンを抑える働きがありますが，子宮内膜組織にはエストロゲンを増やす働きがあるので注意が必要です）などは，エストロゲンを過剰にする働きがあるので，タイプ 1 の子宮体がんのリスクとなります．また糖尿病，高血圧などの生活習慣病もリスクとなります．組織型（がんの顔つき）としては類内膜腺がんが大半を占めます．

②タイプ 2

　おもにエストロゲンには関係なく発生するタイプのがんです．タイプ 1 の子宮内膜増殖症のような前がん状態はありません．加齢や遺伝子異常（$p53$ 変異）が原因と考えられています．組織型では，漿液性腺がん，明細胞腺がんが関連していると考えられ，タイプ 1 より予後が悪いとされています．

88002-871

基本の知識
どんな自覚症状が あるの？

　子宮体がんのおもな自覚症状は不正出血です．

　子宮体がんの場合，子宮内膜が厚くなり，その厚くなった内膜から出血します．閉経後であれば不正出血に気がつきますが，毎月の月経があれば，月経不順と勘違いして受診が遅れる場合があります．不正出血があれば念のため閉経前でも受診することをお勧めします．

　子宮頸がんに比べ，子宮体がんは内診では確認できない位置にできることが多いため，見つけにくいとされます．「それならがん検診の時に毎回子宮体がん検診をしたほうがいいのでは」と考える方もいらっしゃると思います．

　実際に外来にこられる患者さんの中に「症状はありませんが，子宮体がんの検診をしてください」と希望する方がいらっしゃいます．現在のところ，無症状の方にも子宮体がん検診を行ったほうがよいとするデータはありません．産婦人科診療ガイドラインでも「年齢を考慮せずに無症状女性にすべからく検診することは費用対効果の点から推奨されない」と明記されています．

　現在子宮体がん検診は，不正出血や月経異常のある方，あるいはハイリスク（乳がんの既往があり，タモキシフェンを服用中の方，遺伝性のがんのリンチ症候群のスクリーニングなど）の女性を対象に行うこととなっております．

①まずは，問診と内診を行います

　内診時に経腟超音波もあわせて行います．経腟超音波で子宮内膜が肥厚し，子宮筋層内に広がって（浸潤して）いる状態が確認された場合は，まず子宮体がんであろうと推定されますが，確定診断には子宮内膜細胞診，組織診が必要となります．

②子宮内膜の細胞診・組織診の検査を行います

　細胞診では，細い棒状の検査器具を子宮内に挿入し，細胞または組織を採取します．子宮内腔は人によってはまっすぐではなく，曲がっているため挿入時に強い痛みが伴う場合があります．ほとんどの場合，外来で施行可能な検査ですが，性交渉の経験がなかったり，どうしても痛みが強く内膜検査を行うことができない場合は麻酔が必要な検査を行う場合があります（子宮内膜全面搔把）．その場合は短期間の入院が必要です．子宮内膜細胞診のあとにまれに感染による下腹部痛が起こることがあります．そのような場合は抗菌薬の点滴などが必要になりますので，必ず受診してください．

　子宮内膜細胞診，組織診は盲目的に行う検査のため，子宮体がんの病変が非常に小さい場合は細胞診，組織診が正常となる場合があります．検査で正常と診断されても不正出血などが持続する場合は再検査をお勧めします．

③細胞診，組織診の結果は1週間程度で判明します

　結果が出るころ再診していただき，結果を確認します．お一人では不安な場合

88002-871 JCOPY

はぜひご家族と一緒に来院してください.

④細胞診・組織診の結果，がん，あるいはがんの疑いと診断されたら

　状態をさらにくわしく調べるために血液検査や画像検査を行い，がんの状態にあわせて治療法を決定します.がんか正常か，微妙な結果となることもあります.その場合は短期で入院をしていただき麻酔をかけて子宮内膜全面搔把（子宮内膜をしっかり摘出し，検査する方法）を行う場合があります.

最終的に患者さんの状態などを総合的に判断して治療法が決定されます.

子宮体がんでは，病期は手術進行期とも呼ばれ，手術を行ったあとで決定され

▶表1　子宮体がん手術進行期の分類

Ⅰ期	がんが子宮体部に限局するもの
ⅠA 期	がんが子宮筋層 1/2 未満のもの
ⅠB 期	がんが子宮筋層 1/2 以上のもの
Ⅱ期	がんが頸部間質に浸潤するが，子宮をこえていないもの*
Ⅲ期	がんが子宮外に広がるが，小骨盤腔をこえていないもの，または所属リンパ節へ広がるもの
ⅢA 期	子宮漿膜ならびに/あるいは付属器を侵すもの
ⅢB 期	腟ならびに/あるいは子宮傍組織へ広がるもの
ⅢC 期	骨盤リンパ節ならびに/あるいは傍大動脈リンパ節転移のあるもの
ⅢC1 期	骨盤リンパ節転移陽性のもの
ⅢC2 期	骨盤リンパ節への転移の有無にかかわらず，傍大動脈リンパ節転移陽性のもの
Ⅳ期	がんが小骨盤腔をこえているか，明らかに膀胱ならびに/あるいは腸粘膜を侵すもの，ならびに/あるいは遠隔転移のあるもの
ⅣA 期	膀胱ならびに/あるいは腸粘膜浸潤のあるもの
ⅣB 期	腹腔内ならびに/あるいは鼠径リンパ節転移を含む遠隔転移のあるもの

*頸管腺浸潤のみはⅡ期ではなくⅠ期とする.

（日本婦人科腫瘍学会編：子宮体がん治療ガイドライン. 金原出版，東京，2018 より作成）

88002-871 JCOPY

ます（**表1**）．したがって子宮体がんは手術が行われるのが基本となります（ちなみに子宮頸がんは手術を行わず放射線治療を行うことも多いため，術前に進行期が決定されます）．

Ⅲ期までなら，まず手術を行います．しかし他臓器合併切除が必要となるⅣA期や遠隔転移を伴うⅣB期では抗がん剤治療を優先する場合があります．進行している子宮体がんは，原発巣（最初にがんができたところ）の子宮体部に大きな病変があることが多く，出血で貧血が悪化して抗がん剤治療を中断せざるをえないことがあります．不正出血の予防のために不完全手術にはなりますが，子宮と両側付属器のみは摘出し，残存病変に対して抗がん剤治療を行う場合もあります．

子宮体がんの場合，出血に気をつける必要があります．特に進行子宮体がんの場合，突然，大量に出血する場合があります．出血があればすぐに来院してください．

これ以外は普通に生活していただいて大丈夫です．多少のアルコールも大丈夫です．ただし，タバコは必ず禁煙してください．また，なるべくストレスをできるだけ少なくしてゆっくりお過ごしいただき治療の英気を養う期間としましょう．

子宮体がん

子宮の摘出って，
どんな方法？

　子宮体がんの場合，子宮頸がんのように病期に応じて子宮の摘出方法を変えることはまずありません．これは子宮摘出の方法を考えればおのずと理解できます．

　図1を見てみましょう．これは子宮全摘出術の方法を示しています．単純子宮全摘出術，準広汎子宮全摘出術，広汎子宮全摘出術と，手術が大きくなるに従って，摘出範囲も大きくなっています．しかしよく見ると，子宮体部の切除方法はどの方法でも同じです．つまり子宮の摘出方法は，子宮頸部（基靭帯）と膣の取り方のちがいとなります．

　では子宮体がんに必要な子宮摘出方法はどのようなものでしょうか？

　現在のところ，実ははっきりとは決まっていません．がんが子宮体部に限局するI期では単純子宮全摘出術で十分とする考え方，頸部に浸潤したII期では子宮頸がんと同様に広汎子宮全摘出術を行ったほうがいいとする考え方などさまざまです．

・・・・・・・・・・・・・・・・・・・・・・・・・・・・

　がん研有明病院での手術については次の項目で説明します．

88002-871　JCOPY

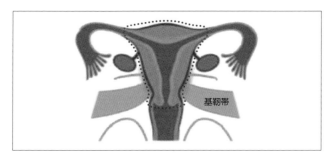

単純子宮全摘出術：子宮を切除します．

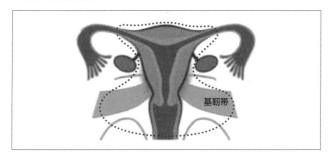

広汎子宮全摘出術：子宮と膣の一部を骨盤壁近くから広い範囲で切除します（卵巣・卵管を同時に摘出した場合）．

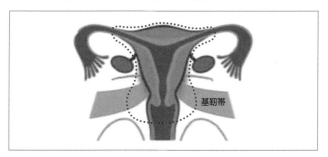

準広汎子宮全摘出術：単純子宮全摘出術と広汎子宮全摘出術の中間的な手術方法です．

▶図1　子宮摘出の方法

基本の知識

がん研有明病院の
手術方針って？

　がん研有明病院では，子宮体がんには準広汎子宮全摘出術が基本となります.

理由①

　子宮体がんは，腟断端に比較的高率に再発することがわかっています. 早期子宮体がんであっても，腟壁はしっかり（1センチ程度）摘出したほうがよいと考えています.

理由②

　術前にⅡ期と予想されていた患者さんでも実際に摘出してみるとⅡ期ではなかった，ということもあります. 過剰な拡大手術（広汎子宮全摘出術）は患者さんの合併症のリスクを上昇させる可能性があります.

　ただし，患者さんの状態によっては単純子宮全摘出術や広汎子宮全摘出術を選択する場合もありますので，外来で相談してください.

　手術の基本は，準広汎子宮全摘出術，両側付属器切除術，骨盤内リンパ節郭清術となります. 早期子宮体がんに対する上記の手術は，開腹手術も腹腔鏡手術も保険適用となります. どちらが自分に合っているのか主治医と相談して決めましょう. 腹腔鏡手術のメリット，デメリットについては子宮頸がんの項目で説明した通りです（29ページ参照）. 子宮体がんでは腹腔鏡手術は良好な治療成績を示しており，開腹手術同様に一般的な手術方法となっております。

　がん研有明病院では，筋腫を合併している場合，あるいは大きな腫瘍のために子宮が大きく腫れている場合は開腹手術をお勧めしております. それ以外は腹腔鏡手術となります. ただし組織型，病変の広がりによって開腹手術をお勧めする場合があります. 外来で主治医とよく相談して決定しましょう.

88002-871 JCOPY

基本の知識
実際の手術って？

①手術の準備

さて，実際の手術をくわしく説明します．手術は全身麻酔で行います．患者さんは手術中，まったく痛みを感じませんし，何も覚えていませんのでご安心ください．がん研有明病院では，開腹手術の際，腰からの麻酔（硬膜外麻酔）を行いますが，痛みが少ない腹腔鏡手術では全身麻酔のみで行います．

腹腔鏡手術では頭を約10度ほど下げた状態で手術を始めます（**図2**）．これは小腸などの別の臓器が手術の邪魔にならないようにするためです．実際にこの姿勢をとってみると，かなり頭を下げた状態となることがわかります．そのため（ほかの理由もありますが），腹腔鏡で手術をした方は術後2～3日，肩が痛くなる方がいらっしゃいます．

続いてトロッカーと呼ばれる鉗子の出し入れを行う筒状のものを腹壁に4本配置します（**図3**）．ポート配置は臍部に12ミリカメラポート，下腹部正中，左側腹部に5ミリ操作ポート，右側腹部に12ミリ操作ポート，計3本の操作ポートで手術を開始します．手術は2人で行います．術者は患者さんの左側に立ち，身体の真ん中と左側の腹部にある操作ポートを使用します．第一助手は患者さんの右

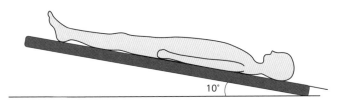

10°

▶図2　腹腔鏡手術の姿勢

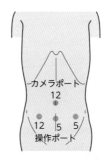

▶図3　トロッカーの位置
数字はポートの大きさ（ミリ）

側に立ち，カメラ操作と右側の腹部にある操作ポートを使用します．術者2人の
息をしっかり合わせることが重要です．

②骨盤リンパ節郭清術

　腹腔内を観察したあと，骨盤リンパ節郭清術から開始します．リンパ節は血管
周囲，神経周囲についた脂肪組織の中にあります．そのために血管周囲の脂肪組
織をしっかり摘出することが重要です．下肢に栄養を送る外腸骨血管，骨盤内臓
器に栄養を送る内腸骨血管，足の感覚を支配する閉鎖神経，これらの周囲に存在
するリンパ節を切除します．神経は手術の操作によって一時的に麻痺することが
あり，骨盤リンパ節郭清術を行うと術後に両太ももの内側の感覚がなくなる場合
があります．これは閉鎖神経の一時的麻痺によって引き起こされますが，ほとん
どが一時的なもので1～2週間のうちになくなります．

　リンパ節は一見脂肪組織に見えますが，リンパ管でつながっていて，リンパ液
が常に流れています．この流れがうっ滞するとリンパ浮腫が出現します．リンパ
液が腹腔内に漏れると腹水のように腹腔内に貯留し，おなかがパンパンになって
しまいます．この状態をリンパ漏と呼びますが，これを防ぐためにリンパ節郭清
で切除した切り口（断端）をしっかりクリップします．

③準広汎子宮全摘出術

　続いて子宮，卵巣の摘出を行います．子宮は準広汎子宮全摘出術で摘出するこ

88002-871

とが一般的です．準広汎子宮全摘出術を行うためには子宮のすぐわきを走行する尿管を剥離して子宮から離すことが重要となります．ところが尿管はほかの臓器に比較して損傷を起こしやすい（周辺の筋組織が薄く，わずかの外傷が損傷につながる）ため，どうしても子宮がんの手術では尿管損傷が問題となります．子宮頸がんに行われる広汎子宮全摘出術ではより尿管損傷が起こりやすいとされています．尿管損傷が起こった場合，術後尿管狭窄が起き腎臓が腫れたり，尿が膣から漏れたりすることとなり再手術が必要となります．

　尿管をしっかり剥離して，基靭帯を切除し，膣をしっかり切除できればがんがある子宮に切り込むことなく子宮を摘出すること（準広汎子宮全摘出術）が可能となります．

　進行子宮体がんや特殊型の場合（タイプ2など）は，この術式に加え傍大動脈リンパ節郭清術を行うことが必要です．傍大動脈リンパ節郭清術を開腹して行うためには恥骨からみぞおち（心窩部）まで，大きく皮膚を切開する必要があります．そのため術後に痛みが強かったり，腸管を長時間圧迫するために術後腸閉塞などが問題となる場合が多いとされます．これらの問題点を解決するために傍大動脈リンパ節郭清術を腹腔鏡で行う取り組みがされており，現在先進医療として行われております．

・・・・・・・・・・・・・・・・・・・・・・・・・・

　がん研有明病院では，先進医療として認可される前から腹腔鏡での傍大動脈リンパ節郭清術を行ってきました．そのため，安全に腹腔鏡下で傍大動脈リンパ節郭清術を行うことが可能です．しかしすべての患者さんに腹腔鏡手術を行っているわけではありません．効果を最大限にするために，どのような患者さんが対象となるかを詳細に検討して対応しています．くわしくお知りになりたい方は外来でご相談ください．

　がん研有明病院では先進医療の費用は約100万円となります（2020年4月より腹腔鏡下傍大動脈リンパ節郭清術も一部保険で行えるようになりました）．

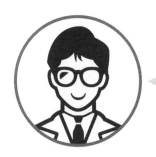

知っておいてほしい
大切な話
子宮体がんの卵巣摘出

　通常の卵巣は親指大の大きさです．子宮体がんは卵巣に転移しやすいので同時に摘出する必要がありますが，卵巣を閉経前に摘出すると，術後に更年期障害が出現します．更年期障害は顔のほてり，発汗，肩こりなど自覚症状があるものだけでなく，将来的に骨粗鬆症や動脈硬化のリスクを上げることにもなります．

　子宮体がん手術において卵巣摘出を行う理由は，①卵巣転移のリスク，②卵巣がんに同時にかかっている可能性の2つがあります．

　卵巣に転移が疑われるⅢ期以上では卵巣温存が話題になることはありませんが，Ⅰ，Ⅱ期では卵巣転移のリスクは5～10％程度とされています．特にⅠ期では卵巣を温存しても生存率には差がないといったデータもあり，卵巣を温存できる可能性があります．

　次に卵巣がんに同時にかかっている可能性ですが，卵巣の温存を希望する閉経前の人に子宮体がんと卵巣がんの重複が多いという報告があります．このような点を踏まえますとやはり閉経前であっても卵巣の温存は慎重に検討しなければならないでしょう．

・・・・・・・・・・・・・・・・・・・・・・・・・・・・

　がん研有明病院では，子宮体がんの場合，両側付属器切除が基本の方針となります．また，両側付属器を切除したあとにホルモン補充療法を行っても，早期子宮体がんでは再発率が上がらない可能性が示されており，更年期障害に悩まれている子宮体がん術後の患者さんには治療選択肢になる可能性があります．この点についても外来でメリット，デメリットを相談して，どうするかを決めましょう．

88002-871 JCOPY

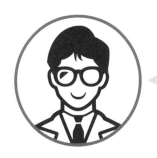

知っておいてほしい大切な話

子宮体がんでも子宮を残せる？

　子宮体がんでは子宮摘出術が必要となります．しかし，若い子宮体がんの患者さんでは，将来妊娠ができるようにしたい（妊孕性温存）という点が大きな問題となることがあります．

　子宮体がんのタイプ別分類を見てください（62ページ）．タイプ1の子宮体がんはエストロゲン過剰刺激が原因となります．タイプ1ではエストロゲンと逆の働きをするプロゲステロンという薬物を投与することで子宮体がんが消失する場合があることがわかっています．すべてのタイプ1の患者さんでそのように治療ができるわけではありませんが，高分化型（G1）の類内膜腺がんの患者さんで，画像診断で子宮体部筋層に浸潤がなく，遠隔転移がない早期子宮体がんであれば薬物治療が可能な場合があります．そのような患者さんに対してMPA（ヒスロン®）という飲み薬を投与します．高分化型類内膜腺がんで60〜90%病変が消失すると報告されています．しかしMPAを服用している最中にも病変が進行する場合があるため，半年間服用して効果がなければ妊孕性温存治療を断念すべきです．またいったん寛解しても2年以内に再発する確率は50〜60%といわれています．このことからも注意深い観察が必要になります．さらに，MPAには，血栓症や肝機能障害などの副作用もあるため，すべての人に投与できるわけではありません．

　無理に妊孕性を温存しているうちに，かえって病気が進行してしまう場合もありますので，十分外来で相談のうえ選択してください．

　子宮体がんの術後再発リスクはさまざまな因子で決まります．くわしくは**表2**に示します．まず，低，中，高の3つのリスクグループに分けて考えます．

　低リスクのグループに補助化学療法は必要ありません．低リスクのグループは，抗がん剤治療を行わなくともおそらく再発はしないと考えられています．高リスクのグループは，補助化学療法が必要となります．高リスクのグループは抗がん剤治療を行わなければ高い確率で再発するので，再発率を下げるため抗がん剤治療が必要と考えられています．

　現在子宮体がんの補助化学療法は，AP療法（アドリアマイシン＋シスプラチンの併用療法）が基本です．卵巣がんでのTC療法（タキソール®＋カルボプラチンの併用療法）や，DP療法（ドセタキセル＋シスプラチンの併用療法）なども治療効果はほぼ同じと考えられています．近年国内で行われた研究（JGOG2043試験）では，この3つの抗がん剤治療の比較が行われ，同等の治療成績であることが示されました．がん研有明病院では，患者さんの体調にあわせて，AP，TC，DP療法のいずれかを選択しています．

　さて，中リスクのグループの患者さんはどうしたらいいのでしょうか？　実はこのグループに入る患者さんが実際はもっとも多いのです．

　リスクの詳細を**表2**に示します．エストロゲンに関係なく発生するタイプ2の漿液性腺がんの場合，筋層浸潤がなくても中リスクと判定されます．しかし筋層浸潤なしと判定することは実は非常に難しく，取り出した組織をくわしく調べれば筋層浸潤がわずかに発見できる場合も多く存在します．このような背景から漿液性腺がんの子宮体がんでは，基本として抗がん剤治療を行うべきとされます．同じくタイプ2に分類される明細胞腺がんも漿液性腺がんと同様にガイドラインでは示されています．がん研有明病院の検討では，漿液性腺がんに比較すると明

88002-871　JCOPY

低リスク群	中リスク群	高リスク群
・類内膜腺がん G1 あるいは G2 で筋層浸潤 2 分の 1 未満 ・子宮頸部間質浸潤なし ・脈管侵襲なし ・遠隔転移なし	・類内膜腺がん G1 あるいは G2 で筋層浸潤 2 分の 1 以上 ・類内膜腺がん G3 で筋層浸潤 2 分の 1 未満 ・漿液性腺がん，明細胞腺がんで筋層浸潤なし ・子宮頸部間質浸潤なし ・脈管侵襲あり ・遠隔転移なし	・類内膜腺がん G3 で筋層浸潤 2 分の 1 以上 ・漿液性腺がん，明細胞腺がんで筋層浸潤あり ・付属器・漿膜・基靭帯進展あり ・子宮頸部間質浸潤あり ・腟壁浸潤あり ・骨盤あるいは傍大動脈リンパ節転移あり ・膀胱・直腸浸潤あり ・腹腔内播種あり ・遠隔転移あり

子宮体がん

細胞腺がんはおとなしいがんと判断されています．しかし取り扱いに関して明確には決まっておらず，患者さんごとに抗がん剤治療を行うかどうか判断しています．

エストロゲンの過剰が原因となるタイプ 1 ではどうでしょう？

類内膜腺がん G1, 2 で，IA 期で脈管侵襲がある場合，IB 期である場合，G3 で IA 期の場合が中リスクのグループに相当します．実はこの状態の患者さんがもっとも多いといえます．

中リスクのグループのみを対象にした研究報告はありませんが，比較的近い研究（GOG99，PORTEC 試験）を紹介します．この研究によれば手術のみでは，12〜14％の再発率ですが，抗がん剤治療を行うと再発率を 3〜4％にすることができると報告されています．すなわち 10％近い数の患者さんの再発を防ぐことができるというわけです．しかしながら別の報告では手術と抗がん剤治療の両群の生存率には差がないともいわれており，再発が確定してから抗がん剤治療をしても，初めから抗がん剤治療をしても同じと考えることができます．

がん研有明病院では，このような背景を理解したうえで，中リスク群の子宮体がん患者さんに対して抗がん剤治療を行うかどうかを決定します．再発した時点で抗がん剤治療が必ず効く保証はありませんし，中リスクのグループに抗がん剤治療を行えば再発率を 10％近く下げることは事実ですので，抗がん剤治療をお勧めしています．

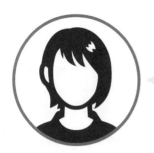

再発してしまったら？

　残念ながら再発してしまった場合，くわしく全身を検査してがんの数，がんの場所などを調べます．がんの再発巣がいくつも見つかり，切除しきれないと判断された場合は抗がん剤治療を基本に行います．後で述べる卵巣がんとは異なり子宮体がんは前回治療からどれくらいの期間がたっているかということだけで明確な治療方法が決まるわけではありません（100 ページ参照）．ただし，前回治療から再発までの期間が長いほど，抗がん剤治療の効果が期待できると考えられています．

　現在，がん研有明病院で子宮体がんに行っている抗がん剤治療は，TC 療法，DP 療法，AP 療法の3種類です．患者さんの状態に合わせてこれらの抗がん剤治療を使い分けますが，前回治療から再発までの期間が6ヵ月未満の場合，治療が困難となることを理解しておく必要があります．また高分化型の類内膜腺がんでは，多くの場合，ホルモン療法が効果的とされています．ホルモン療法にはMPAを用います（75 ページ参照）．高分化型類内膜腺がん以外でも，プロゲステロン受容体の検査が陽性であればホルモン療法が奏効する可能性が高いとされ，プロゲステロン受容体が陽性の場合，70％以上で効果があったという報告があります．ただし補助療法（手術後再発予防に行う治療）の有用性は証明されていないため，現在のところ，補助療法にホルモン治療を行うことはありません．

　再発病変が1ヵ所（単発といいます）の場合，手術または放射線治療が選択される場合があります．特に子宮体がんが再発しやすい膣断端（手術時に子宮と膣を切り離した部分）では，放射線治療が非常に効果的とされています．また，がん組織の検査により一定の条件を満たせば免疫チェックポイント阻害薬が有効な場合があります（80 ページ参照）．

88002-871　JCOPY

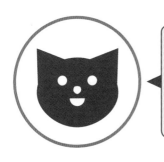

教えて！ 専門のお話
子宮体がんの予防

　タイプ1の子宮体がんでは，肥満，糖尿病などがリスクになるため，食べ過ぎを避け，適度な運動をする生活が子宮体がんを予防する可能性があります．

　タイプ2の子宮体がんでは，予防法がありません．なぜなら，子宮体がんが遺伝によって生じる場合があるからです．最も重要な疾患はリンチ症候群と呼ばれています．この疾患は，遺伝子の変異であるDNAミスマッチ修復遺伝子変異（MSI-High 固形がんの項，81ページ参照）によって生じる遺伝性のがん症候群で，大腸がん，子宮体がん，卵巣がんなど，さまざまながんのリスクが高くなるといわれています．DNAは日常的に損傷するものですが，自分で修復できるようになっているため簡単にはがんにはなりません．しかし，修復にかかわる遺伝子に変異があると，DNAを修復できなくなり，やがてがんになると考えられています．この症候群になるとおよそ60%の人が70歳までに子宮体がんを発症するとされています．一般の人に比べると，そのリスクは40倍といわれます．そのため遺伝性乳がん・卵巣がん症候群（HBOC）のようにリスク低減手術（予防的子宮摘出術，両側付属器切除術）を検討することもありますが，まだまだ一般的なものではありません（103ページ参照）．

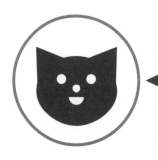

教えて！専門のお話
免疫チェックポイント阻害薬とは？

　人の体ではがん細胞があると，体を守っている「免疫」という機能が働き，免疫細胞の１つである「T細胞」が，PD-1という物質（握りこぶしのようなもの）を作り出し，がん細胞を攻撃します．しかし，がん細胞も生き残るためにT細胞からの攻撃を受けないよう，PD-L1という物質（手のひらのようなもの）を作り出し，T細胞のPD-1（握りこぶし）を抑え込むことによって，T細胞からの攻撃から逃れています（**図4左**）．

　しかし，がん免疫療法である「免疫チェックポイント阻害薬」は体の中に入ると，T細胞のPD-1（握りこぶし）と結びつくことにより，がん細胞のPD-L1（手のひら）の働きを止めし，T細胞ががん細胞への攻撃を始めることができるようになります．つまり，がん細胞の増殖をおさえることができるようになるわけです（**図4右**）．

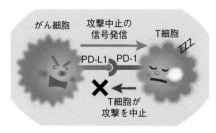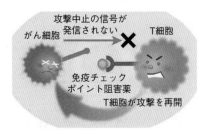

▶**図4　免疫チェックポイント阻害薬の作用のしくみ**

88002-871　JCOPY

教えて！専門のお話
DNA のコピーミスが積み重なって起こるがん

① 「MSI-High（エムエスアイ・ハイ）固形がん」とは？

　がんはタバコやお酒，そしてウィルス感染などによる DNA の異常によって引き起こされます．

　人の体では，細胞が増殖しようとして2つに分裂するとき，DNA をコピーして新しい2つの細胞に割りふっています．たいていの場合は，全く同じ DNA がコピーされますが，時々コピーにまちがいが起こることがあります．

　人の体はよくできているもので，DNA のコピーのまちがいを修理するしくみがあり，この働きによって正しい DNA に戻すことができるのです．しかしこの修理するしくみが正常に働かず，DNA のまちがいがたくさん積み重なるとがんになることがあります．

　このような DNA のまちがいは，DNA の「マイクロサテライト」と呼ばれる場所でよく起こるため，この場所で見つかったまちがいの積み重なりを，「高頻度マイクロサテライト不安定性(MSI-High：エムエスアイ・ハイ)」と呼んでいます．

　この MSI-High が原因で引き起こされたがんは，「MSI-High（エムエスアイ・ハイ）固形がん」と呼ばれ，特に大腸がんや胃がん，そして女性特有のがんとしては，子宮体がんや子宮頸がんに認められています（**図5**）．

②MSI-High（エムエスアイ・ハイ）固形がんはどうやったらわかる？

　がんの原因が MSI-High かどうかは，「MSI（エムエスアイ）検査」という検査によって，がん細胞調べることにより知ることができます．MSI-High 固形がんであることがわかれば，今までのお薬に加えて，がん免疫療法である「免疫チェックポイント阻害薬」もお薬の1つとして使うことができます（80ページ参照）．

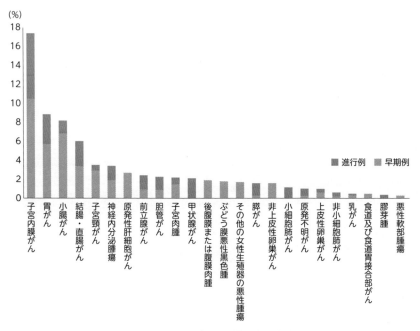

▶図5　MSI-High が原因で起こるがんの割合
（Le DT, et al.：Science 357：409-413, 2017 より改変して引用）

日本においては，2018 年 12 月より免疫チェックポイント阻害薬「ペムブロリズマブ（キイトルーダ®）」が使えるようになりました．

子宮体がん

子宮頸がん	初回治療	・TC 療法（パクリタキセル（タキソール®）・カルボプラチン） ・TP 療法（パクリタキセル（タキソール®）・カルボプラチン） ・DC 療法（ドセタキセル・カルボプラチン） ・TT 療法（パクリタキセル（タキソール®）・ハイカムチン®） 　上記に Bev（アバスチン®）を追加する場合あり ・CPT/NDP 療法（カンプトテシン・ネダプラチン（アクプラ®））
	単剤治療	・CPT（イリノテカン（カンプト®））
	内服治療	・UFT
子宮体がん	初回治療	・TC 療法（パクリタキセル（タキソール®）・カルボプラチン） ・AP 療法（アドリアマイシン（アドリアシン®）・シスプラチン） ・DP 療法（ドセタキセル・シスプラチン）
	単剤治療	・ADM（アドリアマイシン（アドリアシン®））
	内服治療	・MPA（ヒスロン®）
卵巣がん	初回治療	・TC 療法（パクリタキセル（タキソール®）・カルボプラチン） ・DC 療法（ドセタキセル・カルボプラチン） ・TC-Bev 療法（パクリタキセル（タキソール®）・カルボプラチン・アバスチン®） ・dd-TC 療法（パクリタキセル（タキソール®）毎週投与・カルボプラチン）
	再発治療	・TC 療法（パクリタキセル（タキソール®）・カルボプラチン） ・DC 療法（ドセタキセル・カルボプラチン） ・GC 療法（ジェムザール®・カルボプラチン） ・PLD/C 療法（ドキシル®・カルボプラチン） 　上記に Bev（アバスチン®）を追加する場合あり
	単剤治療	・PLD（ドキシル®）・TOP（ハイカムチン®）・CPT（カンプト®） ・GEM（ジェムザール®） 　上記に Bev（アバスチン®）を追加する場合あり
	内服治療	・エトポシド ・オラパリブ（リムパーザ®）

③ 卵巣がん

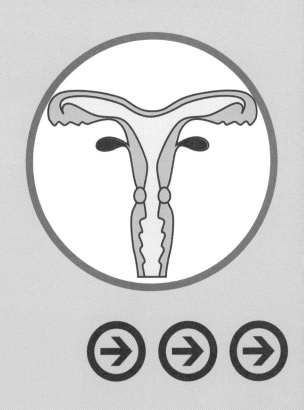

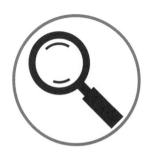

検査の流れ

検査1　内診・問診	P.091	直腸診，超音波 子宮体部・頸部細胞診
検査2　血液検査	P.091	採血し腫瘍マーカーを測定します
検査3　画像検査	P.091	MRI・CT 検査などでくわしく調べます

診　断	最終的に手術で診断が確定します

88002-871 JCOPY

治療の流れ

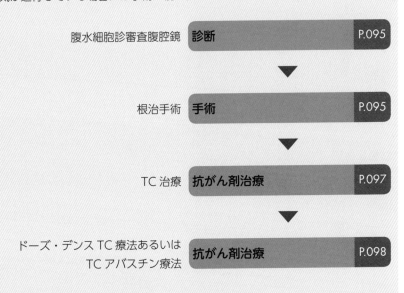

●病気が進行している場合には手術の前に抗がん剤治療を行う場合があります.

| 腹水細胞診審査腹腔鏡 | **診断** | P.095 |

▼

| 根治手術 | **手術** | P.095 |

▼

| TC 治療 | **抗がん剤治療** | P.097 |

▼

| ドーズ・デンス TC 療法あるいは
TC アバスチン療法 | **抗がん剤治療** | P.098 |

卵巣がん

基本の知識
卵巣がんって？

　卵巣にできるがんです．卵巣は，ホルモンを産生したり，排卵したりといった特別な機能をもっているので，少し特別ながんといえます．

　卵巣は，①実質臓器としての卵巣を形成する上皮系，②卵子を産生する胚細胞系，③ホルモンを産生する性索・間質系の3つに分類されます．それぞれから良性腫瘍，境界悪性腫瘍，悪性腫瘍が発生します．また，それぞれに組織型があるので，非常に多くの腫瘍の種類があることになります．

　一般的に卵巣がんといえば，卵巣悪性腫瘍の90％以上を占める上皮系から発生する悪性腫瘍を指します．ここでは上皮性悪性腫瘍について解説します．胚細胞性悪性腫瘍，性索間質性腫瘍などについてお知りになりたい方は別の専門書を参考にしてください（**図1**）．

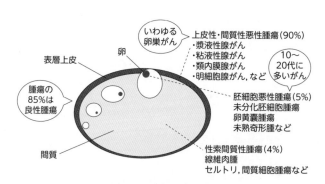

▶図1　卵巣腫瘍のイメージ

88002-871　JCOPY

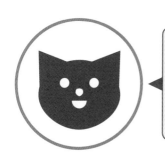

教えて！ 専門のお話
卵巣がんは
検査ができない？

卵巣がんは増加傾向にあり，毎年新たに約9,000人の方が卵巣がんにかかります．卵巣は腹腔内にあるため子宮頸がん，子宮体がんと異なり，細胞診，組織診などでの検査はできないため，早期発見が難しくなります．発見時には大部分の方が腹腔内に病変が広がったⅢ期といわれています．

このような状況を何とか改善できないかと卵巣がんのふるい分け検査（スクリーニングといいます）の確立をめざして行われた研究をご紹介します．PLCOスタディと呼ばれる研究です．卵巣がん発見にもっとも有用とされているCA125という腫瘍マーカーと経腟超音波でスクリーニング検査をします．この検査で卵巣がんが疑われた方は，卵巣の一部を切り取って生検し，確定診断，早期に治療を行うといったプログラムです．ところがこの研究の結果，スクリーニング検査では卵巣がんの死亡率を低下させることはできませんでした．この結果により今のところ卵巣がんをスクリーニングすることは困難と考えられています．とはいえ早期発見，早期治療がよいことに関しては疑いがありませんので，次のページの症状があれば必ず受診をするように心掛けてください．

スクリーニング検査とは

スクリーニング検査は，まだ病気の症状が出ていない段階で「ある病気の疑い」を発見するために行われます．スクリーニングの段階ではあくまで「疑い」ですので，診断するためにはさらにくわしい検査が必要になります．大勢の中からなるべく早くその病気の人を探し出すのに適しています．

卵巣がん

知っておいてほしい大切な話

卵巣がんのサイン

　卵巣がんは子宮頸がん，子宮体がんと違い，不正出血といった自覚症状がありません．

　また卵巣がんでは下腹部に何かかたいものが触れる感じ（腫瘤感といいます）はかなり大きくなるまで出現しません．したがって自分では気がつきにくいがんといえます．下腹部に違和感や痛みがあったら，まずは婦人科を受診してみてください．

　また，患者さんの中には受診する2ヵ月前ぐらいから「食事量は変わっていないのに最近おなか周りが出てきたなあ．太ってきたなあ」と感じている人が多くいらっしゃいます．このような症状ももしかしたら小さなサインかもしれません（**表1**）．

▶**表1　卵巣がんを疑うポイント**

●下腹部の違和感，痛み，圧迫感
●おなか周りが出てきた
●家族に卵巣がんの人がいる，など

88002-871 JCOPY

基本の知識
受診後の流れって？

　まずは問診と内診を行います．続けて直腸診，経腟超音波，子宮体部・頸部細胞診などを行います．超音波で卵巣が腫れて大きくなっているのがみつかったら，採血して腫瘍マーカーの検査を行います．また，あわせて MRI や CT などの画像検査も行います．画像で卵巣がんを強く疑うことはできますが，最終的な確定診断には手術で病変の一部を切り取って採取し（生検といいます），その組織を顕微鏡で確認する病理検査が必要となります．卵巣から直接細胞を切り取ることはできませんので，手術をする前に診断が確定されることはまれです．

　卵巣がんの一部の組織型は卵管由来とされており，卵管は子宮内腔とつながっていますので，子宮内膜細胞診で卵巣がんがわかることがあります．また卵巣がんがかなり進行して，多量の水がおなかに溜まっている場合，急いで抗がん剤を開始したほうがよいと判断されることがあります．そのような場合は，おなかの水を針で刺して排出し，悪性細胞を確認してすぐに治療を開始することがあります．

　卵巣がんの病期を**表2**にお示しします．卵巣がんは早期に腹腔内^{ふくくうない}に転移することが知られています．また転移した小さな病変は，画像検査では診断できないことが多く，確定診断と同様に病期についても手術を行ってみて初めて判明することが多いとされています（**図2**）．

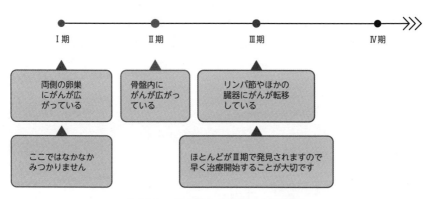

▶図2　卵巣がんの広がりと進行期

88002-871　JCOPY

▶表2　卵巣がんの病期分類

I 期	卵巣あるいは卵管内限局発育
I A 期	腫瘍が一側の卵巣（被膜破綻がない）あるいは卵管に限局し，被膜表面への浸潤が認められないもの．腹水または洗浄液の細胞診にて悪性細胞の認められないもの
I B 期	腫瘍が両側の卵巣（被膜破綻がない）あるいは卵管に限局し，被膜表面への浸潤が認められないもの．腹水または洗浄液の細胞診にて悪性細胞の認められないもの
I C 期	腫瘍が一側または両側の卵巣あるいは卵管に限局するが，以下のいずれかが認められるもの
I C1	手術操作による被膜破綻
I C2	自然被膜破綻あるいは被膜表面への浸潤
I C3	腹水または腹腔洗浄細胞診に悪性細胞が認められるもの
II 期	腫瘍が一側または両側の卵巣あるいは卵管に存在し，さらに骨盤内（小骨盤腔）への進展を認めるもの，あるいは原発性腹膜がん
II A 期	進展ならびに/あるいは転移が子宮ならびに/あるいは卵管ならびに/あるいは卵巣に及ぶもの
II B 期	他の骨盤部腹腔内臓器に進展するもの
III 期	腫瘍が一側または両側の卵巣あるいは卵管に存在し，あるいは原発性腹膜がんで，細胞学的あるいは組織学的に確認された骨盤外の腹膜播種ならびに/あるいは後腹膜リンパ節転移を認めるもの
III A1 期	後腹膜リンパ節転移陽性のみを認めるもの（細胞学的あるいは組織学的に確認）
III A1（i）	転移巣最大径 10 ミリ以下
III A1（ii）	転移巣最大径 10 ミリを超える
III A2 期	後腹膜リンパ節転移の有無にかかわらず，骨盤外に顕微鏡的播種を認めるもの
III B 期	後腹膜リンパ節転移の有無にかかわらず，最大径 2 センチ以下の腹腔内播種を認めるもの
III C 期	後腹膜リンパ節転移の有無にかかわらず，最大径 2 センチを超える腹腔内播種を認めるもの（実質転移を伴わない肝および脾の被膜への進展を含む）
IV 期	腹膜播種を除く遠隔転移
IVA 期	胸水中に悪性細胞を認める
IVB 期	実質転移ならびに腹腔外臓器（鼠径リンパ節ならびに腹腔外リンパ節を含む）に転移を認めるもの

（日本婦人科腫瘍学会編：卵巣がん治療ガイドライン 2015 年版．金原出版，東京，2015 を参考に作成）

卵巣がん

知っておいてほしい
大切な話
治療開始までの注意点

　卵巣がんは子宮がんと比較して，早期に進行するといわれています．そのため診断されたら，できるだけ早期に治療を開始することが重要になります．たとえ自覚症状がなくても，また仕事などで忙しい人も多いと思いますが，できるだけ早期の治療開始を心掛けてください．

　がん研有明病院では，初診時から遅くとも 3 週間以内には治療を開始できるよう治療計画を立てていきます．

　いよいよ治療です．

88002-871 JCOPY

基本の知識
卵巣がんの手術って？

　卵巣がんでは，どの病期にある場合でもまず手術を行うのが基本です．そして手術でできるだけがんを切除します．その後はごく初期のケース以外，抗がん剤治療を行います．卵巣がんに対する手術では，子宮全摘出術，両側付属器切除術，骨盤-傍大動脈リンパ節郭清術，大網切除術を行うことが基本です．この術式を開腹手術で行えば，大きく皮膚を切開することになります．メスで切りますので痛みも強いですし，術後に腸閉塞などの合併症の可能性があることがわかっています．腸閉塞になるとその後の治療が遅れていきます．ほとんどの患者さんに術後の抗がん剤治療が必要となりますので，腹腔鏡手術を希望する人も多いでしょう．しかし卵巣がんの場合，診断を確定させる目的のみのため行う手術（審査腹腔鏡）以外は，腹腔鏡手術を行うことはありません．

　卵巣がんは早期に腹腔内にがんが広がるといわれていますので，腹腔内をくまなく観察することが重要になります．また，腫れて大きくなった卵巣腫瘍を万一腹腔内で傷つけてしまうとがんが散らばって進行してしまいます．卵巣がんを正確に診断して手術で完全にがんを取り切るためには，腹腔鏡手術ではなく，視野が大きくとれて，手術がしやすい開腹手術が必要になるのです．

　さて，卵巣がんは目で見える範囲で完全に取り切ることができれば生存率が上がることが明らかになっています．そのため卵巣がんの手術では，完全切除がもっとも重要とされています．がんが進行した患者さんでは，直腸や膀胱なども一緒に切除する他臓器合併切除が必要となります．

　卵巣は骨盤内にあるので，膀胱，直腸など，骨盤内にあるほかの臓器と一緒に切除することが多くなります．患者さんによっては，大腸，小腸，脾臓，横隔膜など，広汎に切除することもあります．広汎に切除を行うと，当然合併症のリスクも上がります．そのため，病期，患者さんの状態などを考慮して検討し，手術

方法が決まります.

　初診時にすでに上腹部（臍の上）までがんが広がっていて，完全切除が難しい場合や，大きな手術に患者さんの体力が耐えられそうもない場合は，手術する前に抗がん剤治療を行って腫瘍をできるだけ小さくしてから完全切除をめざすこともあります.

　初回手術と，抗がん剤治療をしたあとに手術を行う場合とを比較した結果，完全切除ができた場合，予後に差はないと考えられています. 初回手術と抗がん剤治療をしたあとに手術を行うかのどちらにするかは，画像検査，血液検査などの情報を検討し総合的に判断することになります.

・・・・・・・・・・・・・・・・・・・・・・・・・・

　がん研有明病院では，抗がん剤治療後に手術を行う場合，術前の抗がん剤治療は３コースを基準にしています. 画像検査の結果によっては，もう1～2コース追加する場合もあります.

　卵巣がんの手術術式は病期によって大きく変わります. リンパ節郭清を行うかどうか，他臓器合併切除が必要かどうかなど，術前にしっかり担当医の説明を聞いて納得して手術をうけるように心がけて下さい.

88002-871 JCOPY

基本の知識
卵巣がんの
抗がん剤治療って？

①TC療法

　卵巣がんは，手術のみで治療が終了することは非常にまれです．ガイドラインでは，ステージ IA, IB 期で高分化のもの（G1）は術後化学療法を省略できます．

　がん研有明病院の過去のデータでは，明細胞腺がんであっても IA 期であれば抗がん剤治療を省略してもほとんど再発しませんので，術後の抗がん剤治療を省略することもできます．術後の抗がん剤治療省略について，現在行われている最新研究の結果によってはさらに拡大〔IA, IB, 中分化のもの（G2）など〕される可能性はあります．残りの病期には抗がん剤治療が必要です．

　卵巣がんの抗がん剤治療は TC 療法〔パクリタキセル（タキソール®）＋カルボプラチンの併用療法，3週間ごとの投与〕が基本となります．パクリタキセル（タキソール®）は手足のしびれの副作用が強いので，そのような場合は DC（ドセタキセル＋カルボプラチン）療法に変更します．この治療効果はほぼ同等と考えられています．また，パクリタキセル（タキソール®）にはアルコールが含まれるため，アルコールをまったく受けつけない人にはドセタキセルで代用します．Ⅱ期以上に対する術後化学療法はガイドラインで6コースと明記されていますが，Ⅰ期卵巣がんは3〜6コースと明確には記載されていません．これは早期卵巣がんに対して3コースと6コースの補助化学療法を比較した試験の結果，統計上の明らかな差（有意差）を認めなかったためです．しかし6コースのほうが再発率は3分の2程度に低下したため，がん研有明病院では，基本6コースを原則にしています．

　ただし，手術＋抗がん剤治療6〜8コースを行い，病変がない場合，さらに抗がん剤治療を追加しても再発率を低下させることはできないとされていますので，過度に再発を恐れて漫然と抗がん剤治療を追加すべきではありません．

手術で取り切れず，抗がん剤治療でも病変が消えない場合は，再発がんと同様に抗がん剤治療の治療計画（レジメン）を変更しながら対応します．

卵巣がんの抗がん剤治療は，TC療法〔パクリタキセル（タキソール®）＋カルボプラチン併用療法〕が基本ですが，効果を強める治療法がいくつか用いられています．

②ドーズ・デンス TC 療法（Dose-dense-TC 療法）

ドーズ・デンス TC 療法は，通常3週間に1回のパクリタキセル（タキソール®）を毎週投与します．通常の TC 療法に比べて1サイクルあたりの薬の量が多くなるため，この名前で呼ばれています．カルボプラチンは3週間に1回の投与です．治療効果が高いことは知られているのですが，貧血・しびれなどの副作用がやや多いことと，やはり毎週投与がやや煩雑であまり普及していません．

③TC アバスチン® 療法（TC-Bev 療法）

TC アバスチン療法は，TC 療法〔パクリタキセル（タキソール®）＋カルボプラチン併用療法〕に加えて分子標的薬であるアバスチン®を使用する方法です．TC 療法にアバスチン®を加えると，TC 療法の効果が増すと考えられます．ただし，アバスチン®には特有の副作用がありますので，注意が必要です．また，アバスチン®の大きな特徴として，抗がん剤治療後に維持療法ができます．一般的な初回治療の場合には3週間ごとに21サイクルの投与を行います．TC 療法は6～8サイクルですから，その後，アバスチン®単独で抗がん剤治療を行うこととなります．これは実に1年半に及ぶ治療です．また，再発の患者さんに抗がん剤治療を行う場合にも，抗がん剤治療＋アバスチン®療法で効果を上げたあと，アバスチン®の単独療法を行い，その効果を維持しようとする治療法があります．

88002-871　JCOPY

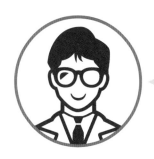

　定期検査で，内診，超音波，血液検査などを行います．再発の兆候がある場合は，画像検査を追加します．検査の中でもとくに腫瘍マーカーは，結果が数字で出るため，どうしてもその増減が気になるものです．CA125 に代表される腫瘍マーカーが上昇していたら，画像診断でがんがみつかっていなくても，とりあえず抗がん剤治療を開始したほうが早期発見につながり治療効果が高いと感じる人もいるかと思います．実際は，腫瘍マーカーの上昇のみで治療を開始しても，症状が出てから治療を開始しても，生存率は変わらないという研究報告があります．その研究によると，早期に抗がん剤治療を開始した患者さんは生活の質（QOL）が低下したそうです．これを受けて，腫瘍マーカーの測定もガイドラインでは，「毎回行う」から「適時行う」と変更されました．腫瘍マーカーの値は気になると思いますが，あまり気にしすぎないようにしてください．

卵巣がん

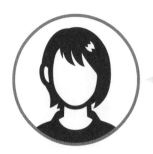

　頑張って治療したにもかかわらず，再発してしまったら誰でも落ち込んでしまいます．再発しても治ることもありますので，頑張って治療しましょう．

• •

　再発卵巣がんの治療の基本は，①再発したがんが転移があるかどうか，②前回治療からどのくらい時間がたっているか（6ヵ月以内かどうか）の2つです．

　まず，①の転移の問題ですが，卵巣がんの場合，再発した時点でほとんどの患者さんが1ヵ所の病変ではなく，身体のあちこちに転移してしまっています．手術も放射線療法も局所に対する治療となりますので，再発卵巣がんで手術や放射線療法が適応になる場合は極めて限られます．

　例えばPET CT検査などで再発病変が1ヵ所のみであったとしても，手術でおなかを開けてみると，画像では写らないような微小転移（播種）が腹腔内に認められることは非常に多くあります．このような場合，開腹手術では取り切れないのにもかかわらず手術を行ってしまったことになり患者さんに負担をかけてしまったうえに，本来行うべき抗がん剤治療の導入が遅れてしまうこととなります．そのため手術または放射線治療を行う場合は非常に慎重な判断が必要となります．

　続いて，②の前回治療からどれくらいの期間がたっているかですが，経過期間によって治療法が決定されるだけでなく，治療の効果にも大きく影響があります．まず，前回抗がん剤治療から6ヵ月以上たっているかどうかで抗がん剤治療の種類が変わってきます．要するに前回の治療から時間がたって再発してくる病気はおとなしいので1ヵ所であれば手術，放射線で対応できます．転移があった

としても前回と同じような抗がん剤治療でかなりの効果が期待できるとされています.

　再発卵巣がんに対する手術療法を検討する場合は，つぎの項目に対して点数をつけ，手術できるかどうか（完全切除が可能かどうか）を判断します.

　くり返しになりますが再発卵巣がんのほとんどは手術ではなく，抗がん剤治療となることを理解してください.

▶表3　手術ができるかどうかの検討

●前回治療から再発までの期間は半年〜1年以上あること
●Ⅰ.Ⅱ期の再発であること
●初回手術時で完全切除であること
●全身状態が良好であること
●腹水量が500ミリリットル以下であること
●孤発性の再発であること
●腫瘍径が10センチ以下であること
●CA125の値，など

再発卵巣がんの抗がん剤治療

　前回の治療からの期間で治療法が変わってくることは説明しました．再発までの期間の目安はおよそ6ヵ月です．6ヵ月以上たって再発した場合は，前回の抗がん剤治療が効いていると判断されます．したがって，前回と同様の併用化学療法を行います．そして抗がん剤に効果があった場合，リムパーザ®による維持療法に移ります（105ページ参照）．6ヵ月以内に再発してしまった場合は，今まで使っていない薬で単剤治療を行いますが薬が効きにくい状態であることを認識しなければなりません．ただし，現在は新しいアバスチン®という血管新生阻害薬を一緒に使うことで6ヵ月以内の再発でも6ヵ月以上の再発でもがんの進行を抑える期間を延長できることが明らかになりました．

　また近年では，遺伝子パネル検査も徐々に開始されています．これは再発腫瘍などを検査に提出し，遺伝子的にどの薬剤が効果があるかを検討するものです．将来的には重要な役割を果たすと思いますが，現状では検査結果が保険診療につながる可能性が低いのが難点です．

88002-871　JCOPY

上皮性卵巣がんは毎月の排卵によって上皮に傷がつくことが原因と考えられています．そのため排卵を抑える経口避妊薬が卵巣がんの発症を抑えるとされています．ただし経口避妊薬は1年以上継続しなければ効果は見込めず，長期間飲み続けることで効果がでてくるといわれています．

また，最近話題となっている遺伝性の卵巣がんの発症を抑える手術があります．がんを抑制する遺伝子（*BRCA1* または *BRCA2*）が変異することによって生じる遺伝性乳がん・卵巣がん症候群（HBOC）では，がんを抑制する遺伝子である *BRCA1* 変異を持っている人の30～45%，同じくがんを抑制する遺伝子の *BRCA2* 変異を持っている人の25%が70歳までに卵巣がんを発症するとされています．そのため，がん研有明病院では，家族歴などからHBOCが予想される患者さんに遺伝カウンセリングを行い，*BRCA1, 2* の遺伝子変異を調べ，変異がある患者さんにはリスク軽減のために卵巣がんの発症前に両側付属器切除を行うことが可能です．両側付属器を切除すれば卵巣がんの発症を完全に防ぐことが可能になるように思われますが，腹膜がんといった卵巣がんと似た病気があるため，予防率は80%程度と考えられています．遺伝性がんの1つであるリンチ症候群では，子宮体がん，卵巣がんの発症リスクは上昇しますが，予防的リスク低減手術はまだ一般的ではありません．

教えて！ 専門のお話
遺伝性卵巣がんの治療

　遺伝性卵巣がんと非遺伝性卵巣がんの治療は，従来は全く同じでした．しかし，近年遺伝性卵巣がん（特に HBOC）に対して効果のある薬剤が開発されています．このパープ阻害薬〔PARP inhibitor（リムパーザ®）〕という薬剤は，*BRCA1* または *BRCA2* が変異した患者さんに特に効果があることがわかっています．このため，卵巣がんが発症した場合に，それが遺伝性であるかどうかを治療前に知ることが必要になってきています．現在では，進行卵巣がんの初回治療については まず *BRCA* 変異の有無を調べることが一般的となっています．

アバスチン®の高額療養費制度

　アバスチン®による治療は高額療養費制度を利用することができます．高額療養費制度は，1ヵ月あたりの医療費が一定額を超える場合，補助によって自己負担額を大きく軽減できる制度のことです．医療費の自己負担額が限度額を超える場合，限度額適用認定証を使用すれば，窓口での支払い額は高額療養費として超えた分が免除されます．また，直近の12ヵ月に4回以上高額療養費に該当した場合は，4回目からさらに自己負担額が軽減されます（多数該当）．各種保険の窓口で事前に，限度額適用認定証の交付の申請を行うことができます．

88002-871　JCOPY

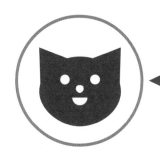

教えて！　専門のお話
パープ阻害薬

　私たちの細胞には，さまざまな情報が書き込まれ，体の設計図ともいわれる大切な物質，DNAがあります．このDNAは紫外線などにより日々傷を負っています．DNAの傷を修復せずに放置すると，細胞が死滅したり，がん化したりすることが知られています．そのため，細胞には，DNAを常に正常な状態に修復するおもに2つの機能が備わっています．

　新しい抗がん剤であるリムパーザ®などのパープ阻害薬（PARP inhibitor）は，DNAを正常な状態に修復する機能2つのうちの1つを働かなくする薬です．正常な細胞では，DNAを修復する機能が2つ備わっているため，リムパーザ®によりそのうちの1つを働かなくしても，もう一方でDNAは修復され，細胞は正常な状態で生き残ることができます．しかし，一部の卵巣がんでは，リムパーザ®が働かなくする修復機能とは別のもう1つの修復機能が働かなくなっていることが知られています．そのようながん細胞では，リムパーザ®を服用すると，DNAを修復する機能の2つとも働かないため，がん細胞は死滅します．

　BRCA1，*BRCA2*の変異がある卵巣がん細胞は，パープ阻害薬が働かなくする修復機能とは別のもう1つの修復機能が働かなくなっているため，パープ阻害薬は*BRCA1*または*BRCA2*の変異の患者さんに特に効果があることがわかっています．また，もう1つの修復機能が働いていないがん細胞は，シスプラチンなどのプラチナ系抗がん剤が効きやすい性質があります．したがって，*BRCA1*または*BRCA2*の変異のない場合でも，プラチナ系抗がん剤が効きやすいことが確認できれば，リムパーザ®が効きやすいがん細胞であると考えられます．このためパープ阻害薬は*BRCA1*または*BRCA2*の変異の患者さんの初回治療，または再発卵巣がんでプラチナ系抗がん剤のあとの維持療法として使われています．

付　録

　　まだまだ婦人科で遭遇するがんはありますが，頻度が少なく治療方針が確立していないものも多くあります．その中で比較的頻度の高い疾患を取り上げ，簡単に解説します．

→　　→　　→　　→　　→

解説！
膣がん

　膣がんは，大部分が扁平上皮がんです．膣の病変が子宮頸部まで及ぶと子宮頸がん，外陰まで及ぶと外陰がんと診断されます．そのため，膣がんの頻度は高くありません．

　治療の基本は，放射線または同時化学放射線療法（子宮頸がん 47 ページ）となります．場合によって，手術となることもあります．手術は広汎子宮全摘出術＋膣全摘出術（または部分摘出術，両側付属器切除術）に加えてリンパ節郭清術を行います．膣のリンパ流は場所によって違っており，膣上部 3 分の 2 では骨盤内リンパ節，下部 3 分の 1 では鼠径リンパ節に流れ込むため，膣がんの位置に合わせて行うリンパ節郭清術の範囲を変える必要があります．

88002-871　JCOPY

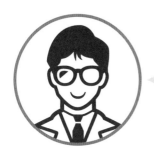

解説！
外陰がん

　外陰がんのほとんどが扁平上皮がんで，手術療法が基本となります．手術は外陰切除と，鼠径リンパ節郭清術となります．ただし，外陰がんは高齢者に多く，合併症を持つ患者さんが多いため，縮小手術が試みられています．腫瘍の大きさ，浸潤の深さ，腫瘍の位置などで縮小手術が可能かどうか判断されますので，くわしくは外来で相談してください．手術ができない場合は，放射線治療（ないしは同時化学放射線療法）を行います．手術で切除された組織の切り口（断端）などにがんがみつかった場合，あるいは，切除部分の近くにがんがある場合（8ミリ以内）などは，手術後に補助放射線療法を行います．リンパ節に転移がある患者さんや血管やリンパ管にがんが浸潤している場合（脈管侵襲といいます）も，ガイドラインでは手術後に放射線治療の対象となりますが，がん研有明病院では，抗がん剤治療を行う場合もあります．

付録

子宮にできる肉腫は大きく頻度の順に子宮がん肉腫，子宮平滑筋肉腫，子宮内膜間質肉腫があります．この中でもっとも頻度の高い子宮がん肉腫は，子宮体がんの悪性度の高い同じグループと考えられています．基本的に子宮体がんと治療方針は同じです（子宮体がん 70 ページ）．

子宮平滑筋肉腫は筋腫として手術され，手術後に平滑筋肉腫と判明することがあります．術前から子宮平滑筋肉腫とわかっていた場合は，単純子宮全摘術，両側付属器切除術を行います（子宮平滑筋肉腫は，卵巣転移のリスクが低く，卵巣を切除しても切除しなくてもあまり変わらないため，若い患者さんでは卵巣温存を行うこともあります）．術前に筋腫と判断され，筋腫核出術が施行された場合は，手術によって腹腔内に病変が散らばってしまっていることがあり，再発リスクが高くなります．手術で取り切れなかった場合は抗がん剤治療が必要となります．最近，子宮肉腫に用いることができる新たな薬が相次いで開発され，治療困難な病気ではありますが，治療選択肢が増えています．

また患者さんの数が少ないため，現在のところ，完全切除された子宮肉腫に対する補助化学療法の有効性やその方法の詳細は確立されていません．

子宮内膜間質肉腫は悪性度のレベルによって大きく治療方針が異なります．いずれもまず子宮全摘術，両側付属器切除術による手術が基本となります．低悪性度の場合，完全切除できれば基本的に抗がん剤治療は施行しません．子宮体がんの妊孕性温存の項目でお話ししたホルモン療法（MPA）が効果のある場合が多いため，完全切除できなかった場合や，再発した場合などはホルモン療法が有用な場合があります．また，抗がん剤治療の有効性も知られています．

悪性度が高い場合，手術で完全切除が基本です．完全切除できなかった場合や再発した場合も抗がん剤治療が基本ですが，その詳細な方法は確立されていません．

88002-871 JCOPY

索　引

88002-871　JCOPY

わ

88002-871 JCOPY

おわりに

　婦人科がんが発見された際の受け入れに関して，がん研有明病院婦人科ではできるだけ早く受診が可能となる体制の構築に努めてきました．今日連絡が入れば，可能であれば明日の受診，遅くとも数日後には受診できる体制をめざしています．また，初診から2～3週間での手術が実現できるように努力しています．もちろん，その治療内容にも最高のレベルが求められることは言うまでもありません．

　本書では，婦人科がんにおける一般的な診断・治療を概説するとともに，当科独自の方針にもこだわり執筆しています．したがって本書のなかには，いわゆるガイドラインとは異なるものが少なからず含まれていると思われます．本書が読者のみなさまに少しでもお役に立てば幸甚です．

　　　2020 年

　　　　　　　　　　　　　　　　　　　　　　　　　　竹島信宏

著者紹介

竹島 信宏 （Nobuhiro Takeshima）

1983 年　山口大学医学部　卒業
1989 年　英国ニューキャッスル大学病理部
1992 年　癌研究会附属病院　婦人科有給研修嘱託医員
2008 年　がん研有明病院　婦人科副部長
2012 年　がん研有明病院　婦人科部長
2020 年　国際医療福祉大学病院　病院教授　産婦人科部長

日本癌治療学会代議員, 日本産婦人科手術学会理事, 日本臨床細胞学会理事, 昭和大学客員教授, 三重大学客員教授

金尾 祐之 （Hiroyuki Kanao）

1997 年　大阪大学医学部卒業
2016 年　がん研有明病院　婦人科副部長
2020 年　がん研有明病院　婦人科部長

婦人科内視鏡学会幹事評議員, 婦人科腫瘍学会評議員, 臨床細胞学会評議員, 産婦人科手術学会幹事（編集担当）など

©2020

2 刷　2021 年 8 月 31 日
第 1 版発行　2020 年 7 月 31 日

がん研有明病院婦人科最新治療ガイド

（定価はカバーに表示してあります）

―子宮頸がん・子宮体がん・卵巣がんと診断されたあなたへ―

検　印
省　略

著　者　　金尾祐之・竹島信宏

発行者　　　　　　　林　　峰　子
発行所　　　　株式会社 新興医学出版社
〒113-0033　東京都文京区本郷6丁目26番8号
電話　03(3816)2853　　FAX　03(3816)2895

印刷　三報社印刷株式会社　　ISBN978-4-88002-871-2　　郵便振替　00120-8-191625

・本書の複製権・翻訳権・上映権・譲渡権・公衆送信権（送信可能化権を含む）は株式会社新興医学出版社が保有します。
・本書を無断で複製する行為（コピー, スキャン, デジタルデータ化など）は, 著作権法上での限られた例外（「私的使用のための複製」など）を除き禁じられています。研究活動, 診療を含み業務上使用する目的で上記の行為を行うことは大学, 病院, 企業などにおける内部的な利用であっても, 私的使用には該当せず, 違法です。また, 私的使用のためであっても, 代行業者等の第三者に依頼して上記の行為を行うことは違法となります。
・JCOPY〈出版者著作権管理機構 委託出版物〉
本書の無断複製は著作権法上での例外を除き禁じられています。複製される場合は, そのつど事前に, 出版者著作権管理機構（電話 03-5244-5088, FAX03-5244-5089, e-mail：info@jcopy.or.jp）の許諾を得てください。